100年
長生き食

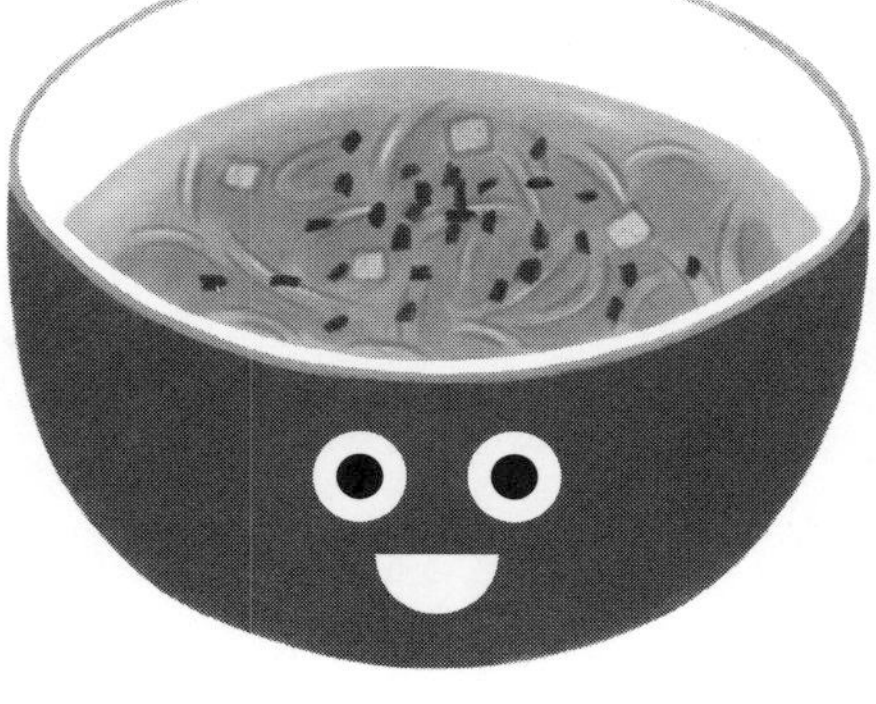

森由香子

管理栄養士
日本抗加齢医学会指導士

【はじめに】

大切なのは
健康寿命をのばすこと

日本は長寿大国といわれています。厚生労働省の簡易生命表（２０２１年）によると男性の平均寿命は81・47歳で世界3位、女性は87・57歳で世界一です。ただし、平均寿命には認知症や寝たきりなどの不健康な期間も含まれています。

一方で健康で自立した生活ができる期間を算出した数値もあります。それが健康寿命と呼ばれるものです。

内閣府の高齢社会白書（２０２２年）によると、健康寿命は男性72・68歳、女性75

・38歳で、平均寿命との差が男性は8・73年、女性は12・07年でした。

つまり、男女とも人生の終わりを迎えるまでの10年前後は、介護が必要であったり、寝たきりの方もいらっしゃるということです。とはいえ、多くの方はただ長く生きるのではなく、ずっと元気な体で外に出て趣味を楽しみ、家事をテキパキこなす生活を送ることができたらと願っているのではないでしょうか。

それには、今何をしたらよいのかを真剣に考える必要があります。

その一助となるように、本書では健康寿命をのばすための食事法や料理について、「たんぱく質」のとり方を中心に紹介します。

ひとり暮らしの方や料理が苦手な方でも、実践しやすいようにわかりやすい説明を心がけました。「もう年だから」とあきらめてはいけません。何歳になっても正しい食事をすれば、健康な体を手に入れることができます。「人生100年時代」といわれる今、この本で皆さまが健康長寿を実現できれば幸いです。

森 由香子

目次

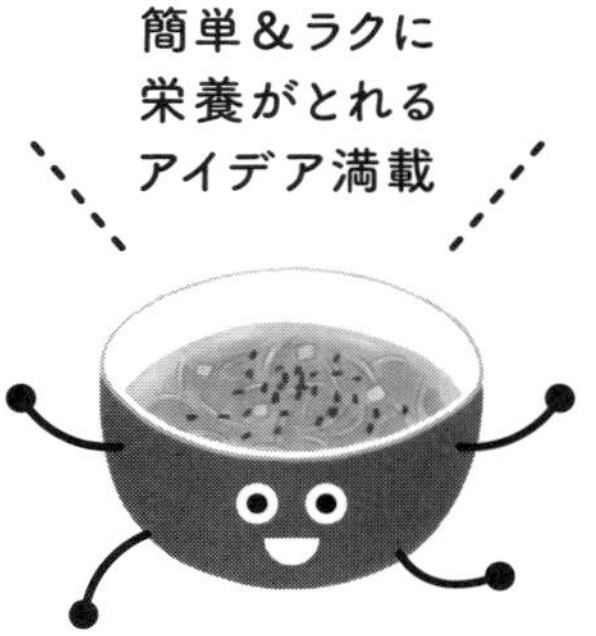

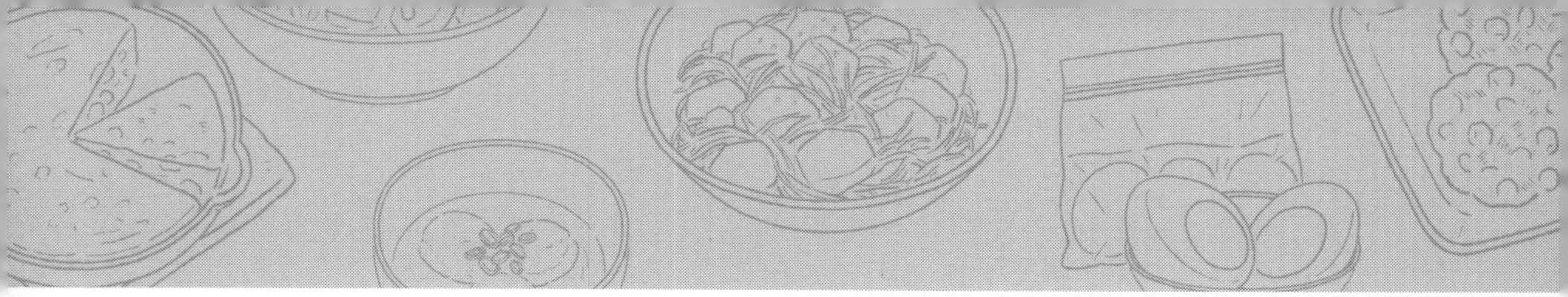

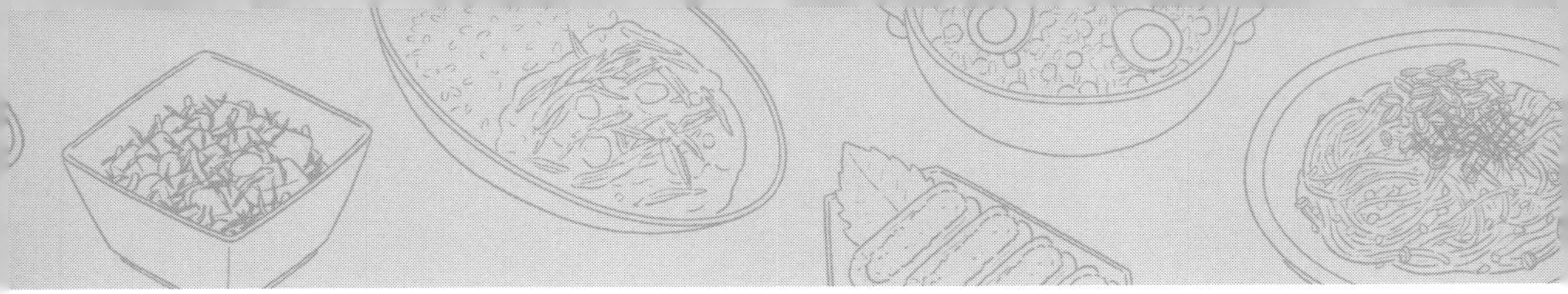

第3章 ちょい足し食事術……81

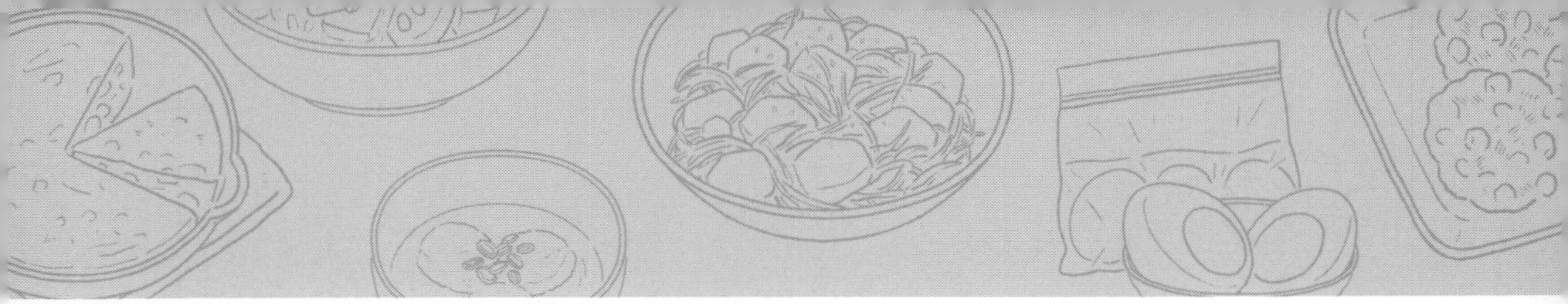

第4章

アレンジ料理　主食二菜スープ 使いきりアイデア……99

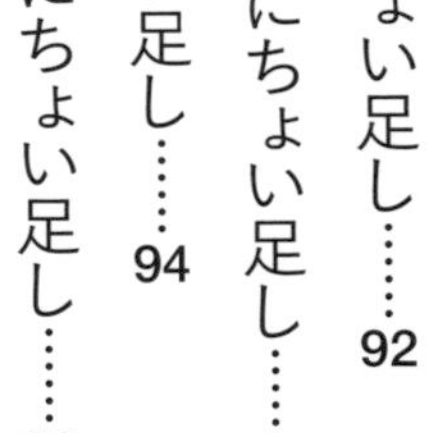

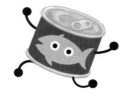

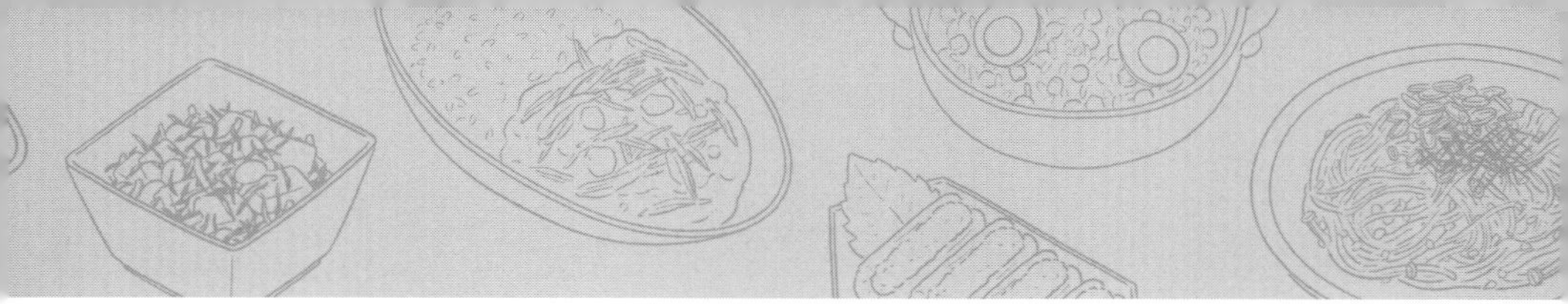

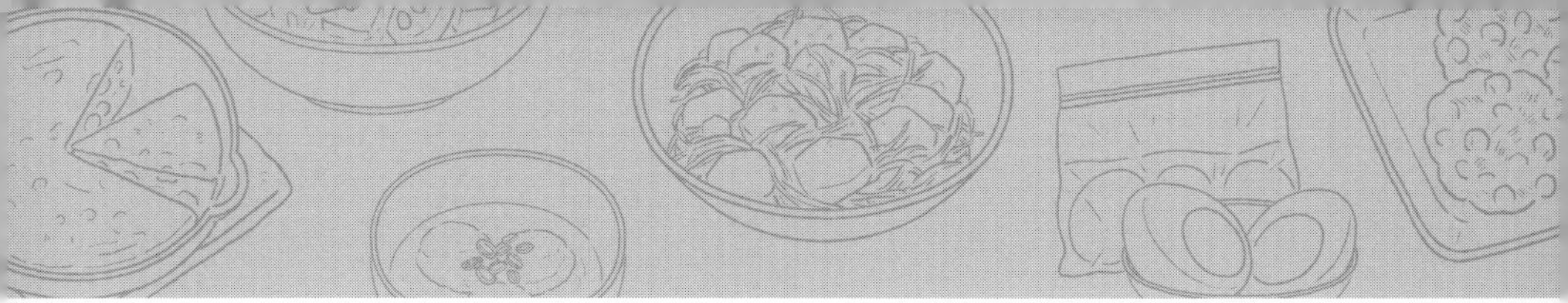

第5章

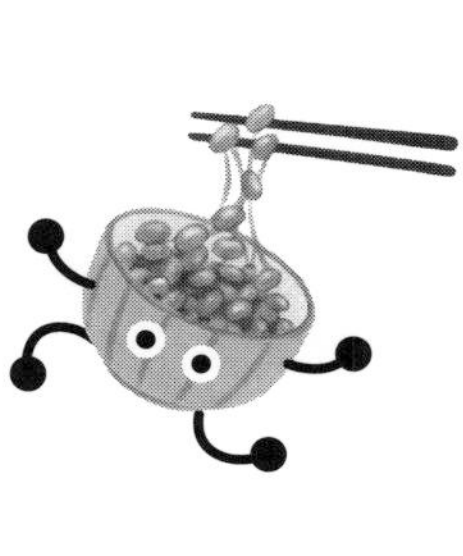

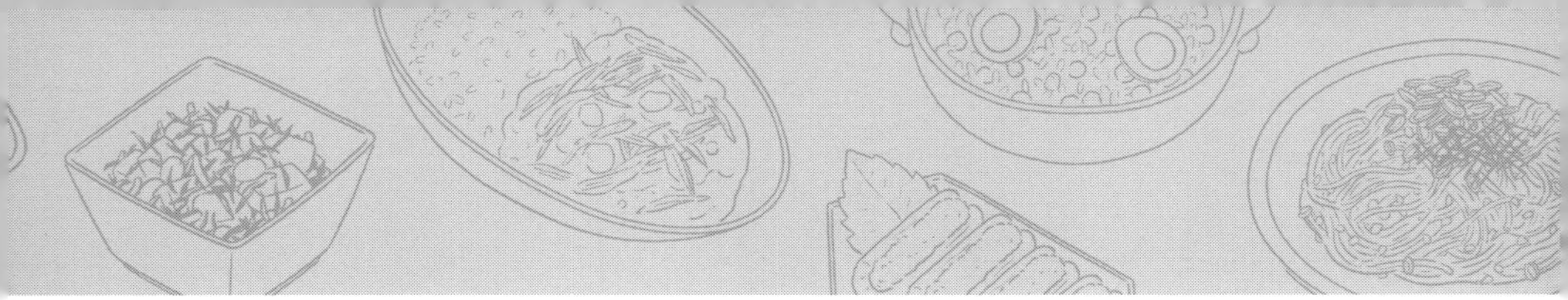

第6章 日本人にしのびよる新型栄養失調

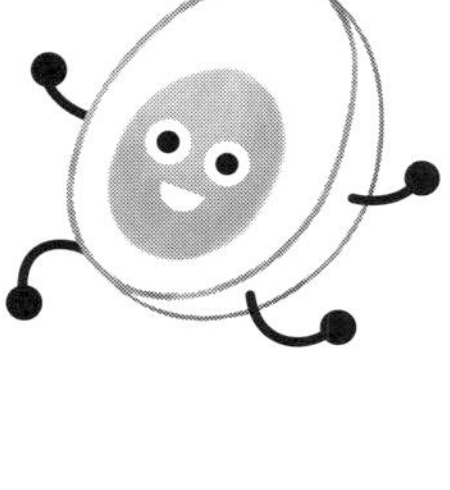

序章

何歳からでも食事次第で健康になれる

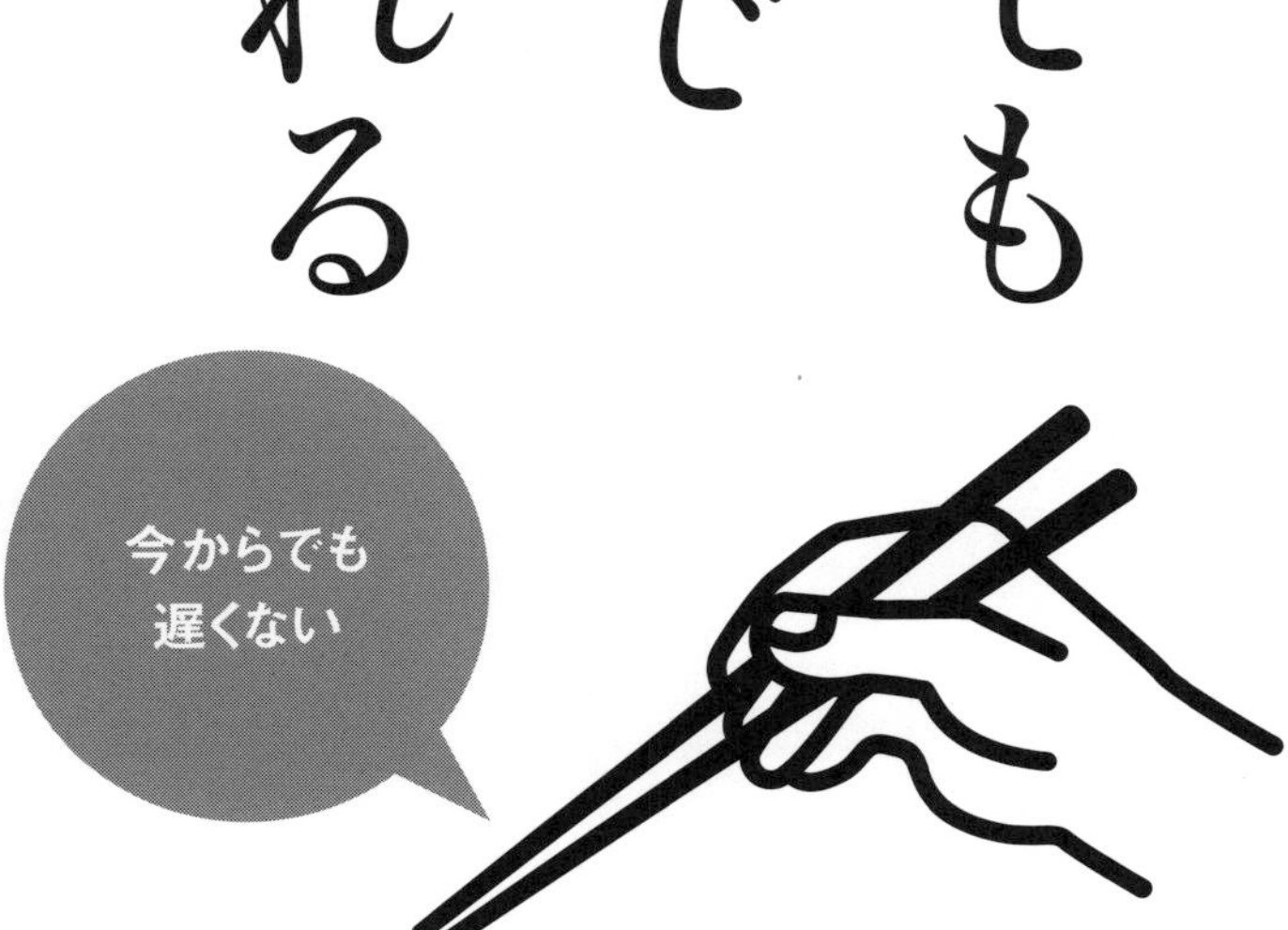

長生きしたいと望む人ほど実際に長生きできる

平均寿命と健康寿命

東北大学大学院の辻一郎教授のグループ（医学系研究科公衆衛生学分野）によって、40〜64歳の日本人約４万人を対象に25年間（１９９０〜２０１５年）にわたり行った追跡調査が報告されています。

それによると、「平均寿命より寿命は短くてよい」と答えたグループよりも、「平均寿命より長く生きたい」と答えたグループのほうが、実際に長生きだったというデータが示されました。

「長生きを望まない人は、短命になってしまう可能性がある」ということが示唆されたのです。つまり、長生きするには、「長生きをしたい」と本人が望むことが大切だということです。

この調査では、興味深いことがいくつか報告されています。それは「平均寿命より寿命は短くてよい」と回答した人は、「喫煙習慣がある」「睡眠時間が短い」「歩くことが少ない」「朝食を食べない」など、一般的に健康には悪いとされている生活を送っていたというのです。

たしかに不健康な生活を送っている人よりも、健康に気を遣った生活をしている人のほうが病気にかかるリスクも低下し、健康寿命が長くなることは誰もが想像できると思います。

つまり、ここから推測できることは**長生きをしたいという目標を持った人ほど、目標達成のために生活を意図的に変えている**ということです。

健康寿命をのばすには食事が大切

それでは健康寿命をのばすためにどんな生活を送ればいいのでしょうか？

「運動をする」「しっかり睡眠をとる」「ストレスをためない」「禁煙する」など、皆さんは体にいいことを思い浮かべると思いますが、**私がもっとも重要と考えているのが食事です。**

私たちは体に必要な栄養を自分で作ることはできません。そのため、食べものから栄養を補給し、体に必要な成分に作り変えて生命活動を維持しています。

私たちが健康的に生きていくために必要とされる栄養素は、わかっているだけでも約50種類あるといわれています。

けれども、その50種類すべてを含んだ食品なんて1つもありません。ですから、体にとって必要な栄養を得るために、さまざまな食品を組み合わせて食べることが必要なのです。

主食・主菜・副菜がそろった食事

文部科学省・厚生労働省・農林水産省が策定した食生活指針では、食事について、「肉や魚、大豆製品を使った主菜」「野菜や海藻、きのこなどを使った副菜」「ごはんやパンなど穀類を使った主食」を組み合わせて食べることが大切とすすめています。

また、左のグラフで紹介する「健康な百寿者《ひゃくじゅしゃ》（100歳以上の人）が中年以降より現在まで食事のとり方について留意していること（百寿者の悉皆《しっかい》調査）」による

◉ 百寿者の中年（40歳頃）以降の食事のとり方留意点

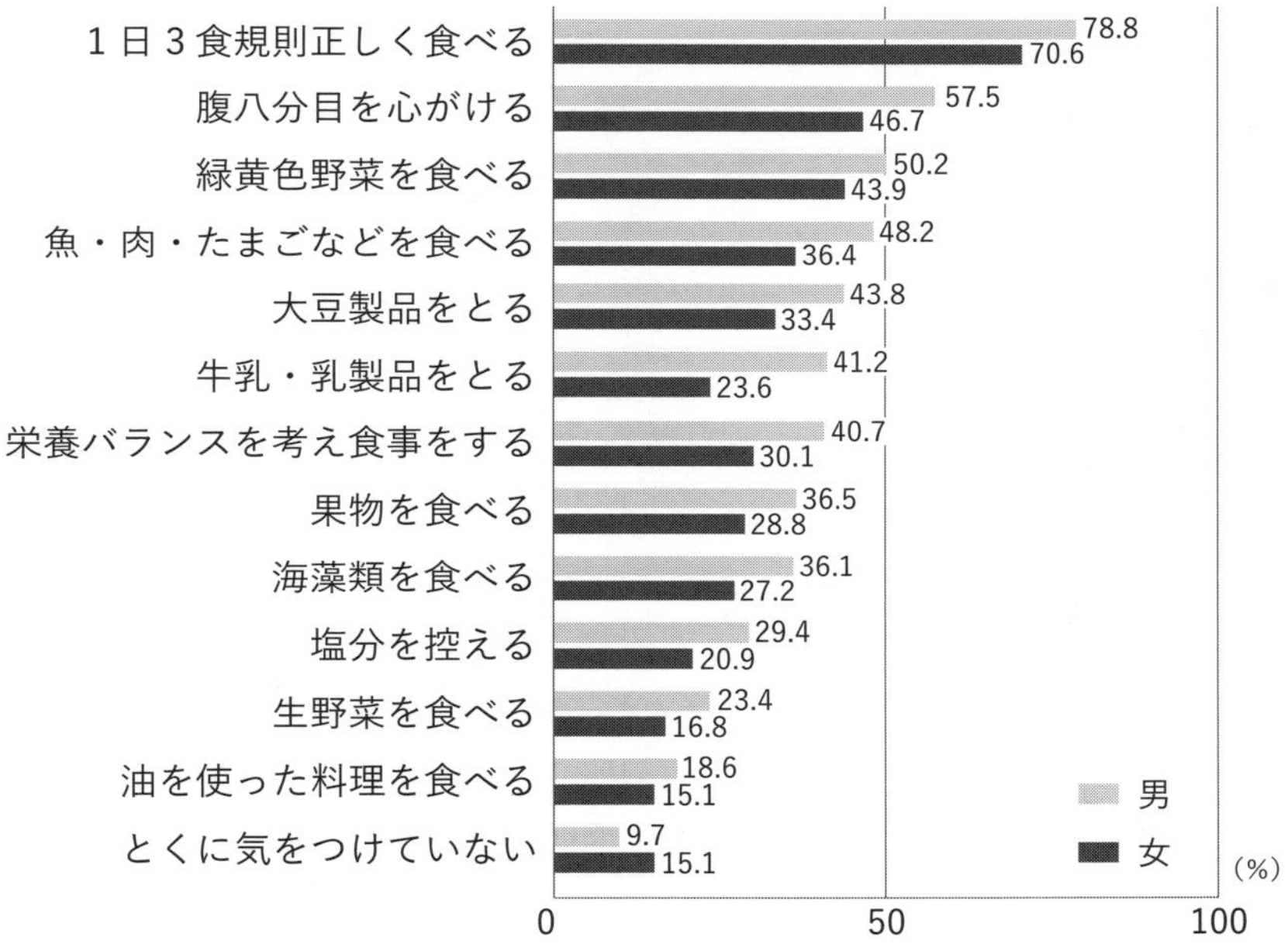

老年医学会雑誌第50巻6号　日本の百寿者のライフスタイル（平成5年の百寿者の悉皆調査）を改変して作成

と、百寿者は1日3回規則正しく食べること以外にも、腹八分目を心がける、緑黄色野菜を食べるなど食事の仕方や内容に気を配っていることがわかります。

その中で注目してほしい点は、**「魚・肉・たまごなどを食べる」「牛乳・乳製品をとる」「大豆製品をとる」と答えている方が多いということです。**

これらの食品に共通しているのは、たんぱく質を豊富に含むということです。

つまり、「たんぱく質食品をよく食べている」というのも百寿者の食生活の傾向といえるでしょう。

先ほど説明したように、私たちの体は食べたものから作られています。その食べものに含まれているたんぱく質は、筋肉から爪にいたるまで体のあらゆる組織を構成する細胞の主材料となっているのです。

そして、私たちの体には細胞を古いものから新しいものへと作り替える新陳代謝というしくみが備わっています。そのため、体の中では24時間休むことなくたんぱく質が消費され続けているのです。

髪の毛や爪がのびたり、放っておいても傷が治るのは新陳代謝のおかげですが、たんぱく質が不足すると細胞の入れ替わりが滞ってしまい、傷が治りにくくなったり、血液が不足したり、さまざまな弊害が起こるのです。

しかし、私たちの体は無防備ではありません。**体にはアミノ酸プールと呼ばれるアミノ酸（たんぱく質が分解された形）の貯蔵庫が備えられていて、必要に応じてそこからアミノ酸を取り出して利用しているのです。**

食事から摂取するたんぱく質が少ないと、アミノ酸プールの需要と供給のバランスが崩れてしまうので、バランスを常に保てるようたんぱく質を積極的にとることが必要になります。

私たちは生きている限り新陳代謝を繰り返していますので、年をとったからといって肉や魚の食べる量を減らしてはいけません。

百寿者に「魚・肉・たまご、牛乳・乳製品、大豆製品」をとっていると答えた方が多いのは、決して偶然の話ではないのです。

アミノ酸プールを十分に満たすためにも、ふだんの食事でたんぱく質を積極的にとることが大切なのです。

食事を変えるのは何歳になってからでも遅くはない

もう年だから、今さら食事を変えたところで何も変わらないと思っていませんか？　私がみてきた高齢者の皆さんからもよく聞くのですが、そんな心配は無用です。**何歳になっても食事次第で体は健康になります。**

私たちの体はおよそ37兆個の細胞でできているといわれています。その細胞は、年齢に関係なく生きている限り新陳代謝を繰り返しています。

とくに、たんぱく質はすべての細胞の主成分になっていますので、37兆個という数を聞いただけで、たんぱく質がどれほど体作りに大きな影響をおよぼすか容易に想像できると思います。

ですから、朝昼夕の食事を欠かさず、毎食たんぱく質を豊富に含む食品を積極的にとり、テーブルには「主食・主菜・副菜」をそろえることで健康的な体作りができるのです。

何歳になっても自分の足で歩き、料理・掃除・洗濯など身の回りのことができるように……。

本書ではその願いを簡単に叶える方法をご紹介していきます。

第1章

健康寿命をのばせる食事とは？

長生きしたいなら
食事を
変えよう

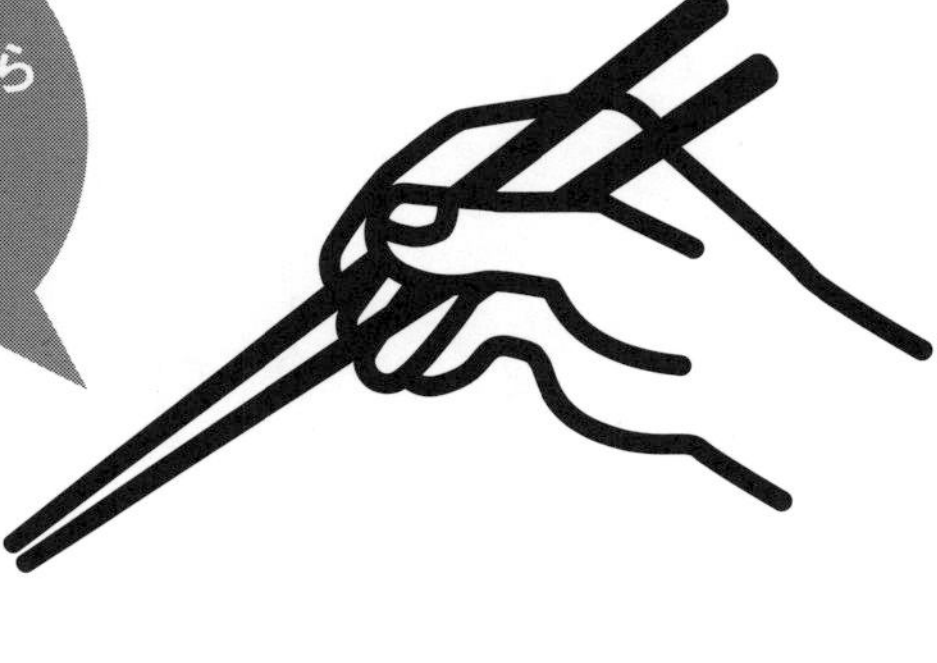

高齢者のひとり暮らしが体と心の老化を進行させる

社会とのつながりが希薄になるひとり暮らしの高齢者

超高齢社会を迎えた日本では、「ひとり暮らしの高齢者」の増加が問題となっています。内閣府の調査(令和４年版高齢社会白書)によると、２０１９年の時点では65歳以上の高齢者がいる世帯は、全体の約50％にのぼります。

左のグラフはひとり暮らしの高齢者の数を表したものです。２０２０年を見ると、ひとり暮らしの高齢者の数は男女合わせて約６７２万人ですが、２０３０年の推計値では約７９６万人、２０４０年では約８９６万人と、その数は増え続けると予測されています。また、Ｐ22のグラフを見てもわかるように、高齢者のひとり暮らしが占める割合は、今後も増えると予測されています。

ひとり暮らしの高齢者に限った話ではありませんが、長年勤めた会社を定年退

◉ 65歳以上のひとり暮らしの数

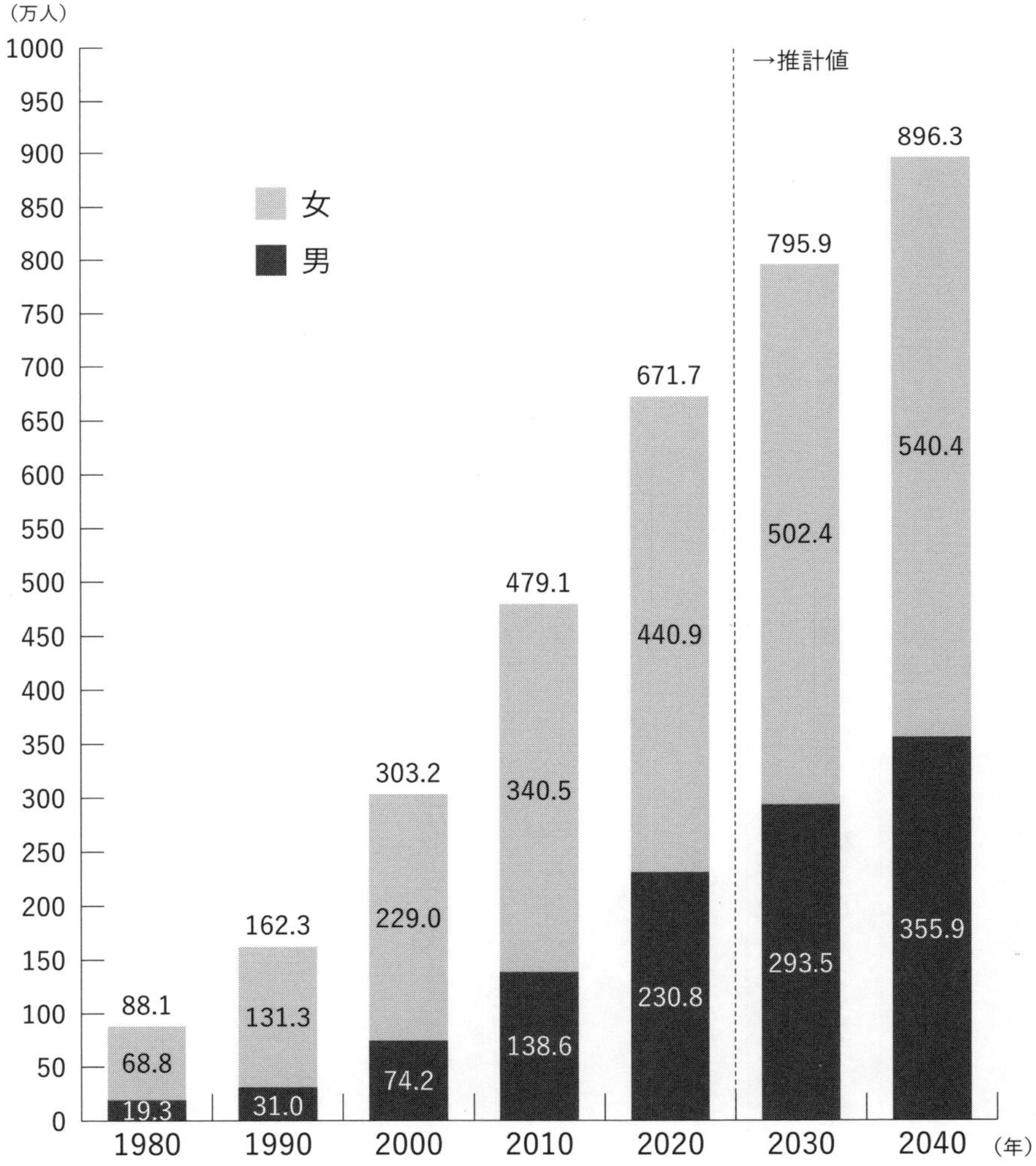

内閣府「令和4年版高齢社会白書」(第1節 高齢化の状況)より

◉ 65歳以上の人口に占めるひとり暮らしの者の割合

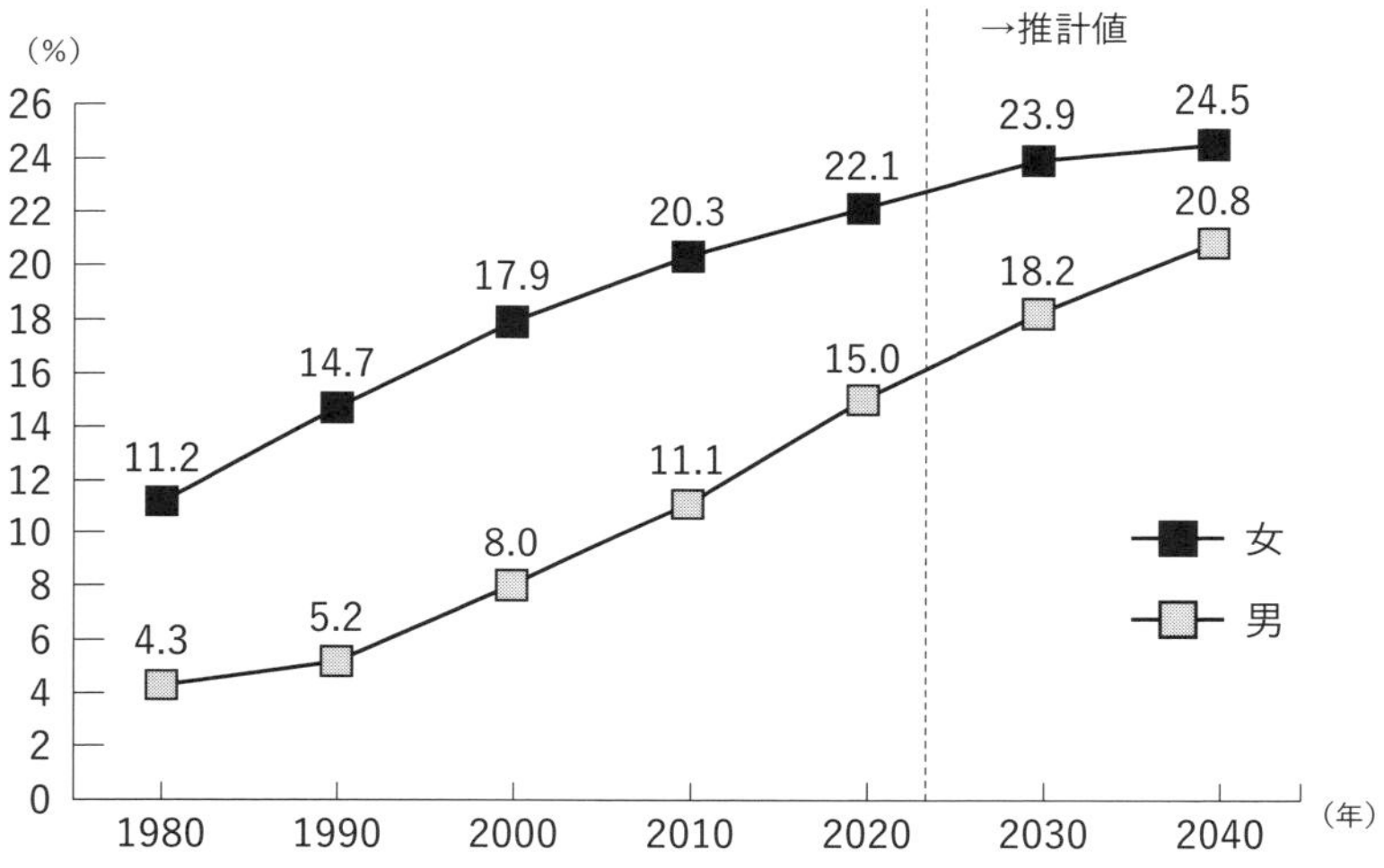

内閣府「令和4年版高齢社会白書」（第1節 高齢化の状況）より

職したことで家にいる時間が大幅に増えたり、以前のように体が動かなくなると外出するのがおっくうになってきます。すると社会とのつながりが希薄な生活を送ることになるのです。家族と一緒に暮らしている方であれば会話の機会も十分あるでしょうが、ひとり暮らしの高齢者の場合は自ら外に出て、他人とコミュニケーションをとらない限り、会話の機会が減ってしまいます。

ひとり暮らしの高齢者の問題は、このように社会（他人）とのつながりが希薄な生活を続けていくことで、体と心の老化をさらに進めてしまうことにあります。

「ひとり暮らしだから簡単なもので」に問題がある

ひとり暮らしの高齢者が抱える問題の中で、もっとも注意したいのが食生活の乱れです。実際、ひとりになると食事に無頓着になる人が多いと思います。

「今日は簡単なもので……」と、カップ麺だけで夕食をすませてしまったり、食事をとらずにお菓子だけでお腹を満たしたり……。そんな経験をお持ちの方も多いことでしょう。

「自分のためだけに食事を作るなんて面倒」

「ひとりだとあまり食欲がわかない」

など理由はさまざまですが、この**「簡単な食事ですませてしまおう」ということが問題なのです。**

序章で説明したとおり人間の体は食べたものでできています。

その食べものに対して無頓着では、いつまでも元気に過ごすことが難しくなり、場合によっては体調を崩す原因にもなりかねません。

それではここで、私が実際にみてきたひとり暮らしの高齢者の中から、食事に無頓着になってしまった例をいくつか紹介します。

【ケース1】「誰かのため」がなくなり料理をする意欲が失われた

長年、家族のためにと栄養バランスを考えた食事を作ってきた女性が、夫に先立たれたことをきっかけに料理をする意欲がなくなってしまい、食事に対して無頓着な人になったのです。

【ケース2】食べることへの関心が失われた

年をとってひとり暮らしをはじめた方が、次第にひとりでの食事に味気なさを感じるようになり、食べることへの関心も失われたのです。そして、小腹がすいたら簡単なものを食べるという食生活になっていきました。

【ケース3】もともと料理が苦手

料理は妻にまかせっきりだった男性が、妻に先立たれてからは食生活が一変。もともと料理が苦手な方で外食、コンビニ・スーパーのお惣菜やお弁当、インスタント食品ばかりという食生活を送るようになりました。

【ケース4】買い物がおっくうに感じるようになった

料理をしようにも、足腰の衰えを感じ食材の買い出しへ行くのが大変になりました。生鮮食品などを運ぶのが重く感じるため、菓子パンやお菓子といった軽いものを購入しがちになり、食べるものが限られていきました。

このように、ひとり暮らしの高齢者ほど食の問題を抱えやすいのです。

また、ひとり暮らしの方の中には、テレビやインターネットの健康情報を自己判断で取り入れて、ご自身に適していない食生活をしている方もいます。骨粗しょう症を発症してしまったやせ気味の女性は、テレビの情報から朝食（もしくは昼食）を抜いて1日2食という食事を長期間にわたって実行していました。しかも魚が嫌いで、魚をとらない食生活をおくっていたのです。

疾患との因果関係は定かではありませんが、もし一緒に住んでいる家族がいて、欠食や魚を一切食べないことは体によくないと指摘されるような会話があったなら、食事を見直す機会があったかもしれません。

しかし、ひとり暮らしの方の中には気づくきっかけがないために、問題のある食生活を疑いもせず続けてしまうことがあります。

粗食や偏食をあらためることが健康寿命をのばす第一歩

粗食を続けているとたんぱく質が不足する

「年をとったら食事の量を減らしてもいい」「粗食がいい」。

皆さんがよく口にする言葉ですが、**粗食にしたほうが元気でいられるというのは、大きな間違いです。**かつて、「長寿の秘訣は粗食」などともてはやされた時代もありましたが、それは昔の話です。

たとえば江戸時代は粗食だったといわれていますが、当時の平均寿命は40〜50

歳だったそうです。当時の食事といえば「ごはん・味噌汁・野菜の煮もの・漬けもの」です。この食事内容は、一見すると体によさそうですよね。

でも、これでは体に必要な栄養が足りていません。

このような食事には肉や魚を使ったおかず(主菜)がないので、たんぱく質が足りていないのです。

また、高齢者は「あっさりしたものや好きなものばかりを食べる」という偏食傾向も見られます。

「脂っこいものは苦手だから、さっぱりしたおそばばかり食べている」といったような偏った食事を続けていると、栄養のバランスが必ず崩れてきます。

とくにひとり暮らしの方や料理が苦手な方は、粗食や偏食になりがちです。ですので、3食の中でいろいろなものを食べるという「多様性のある食事」を意識してとることが大切なのです。

「米さえ食べていれば大丈夫」は大きな誤解

3食しっかり食べているのに栄養状態の悪い方もいます。

そのような人に食事の内容を聞いてみると、ごはん(白米)と一緒に食べているものが「佃煮・塩辛・漬けもの・梅干・味噌汁」といった塩分の多い食べものが大部分を占めていました。

さらに高齢者の中には「米さえ食べておけば必要な栄養がとれる」と思い込んでいる方も見受けられます。

でも、このような食事も粗食の一種なのです。

もちろんお米は、体のエネルギー源となる糖質を豊富に含む大切な食品です。けれども、白米には「たんぱく質・脂質・ビタミン・ミネラル」といった健康を維持するうえで必要な栄養素がそれほど多くは含まれていません。

塩分の多いおかずばかりというのも問題です。

なぜなら塩分を多く含んだ食事は血圧の上昇を招き、脳卒中をはじめとする血管系疾患のリスクが高まるからです。

血管系の疾患は健康寿命を縮める一因にもなります。ですから**塩分の摂取量を減らすことも、健康寿命をのばすための重要なポイントです。**

梅干や味噌汁は体にいい、だから、毎食食べたほうがいいと考えている人もいるようですが、それでは塩分のとりすぎになります。梅干は多くても1日1個、味噌汁も1日1杯にしましょう。

ですが、どうしても毎食味噌汁を食べたいという人は、具の量を増やして汁の量を半分ぐらいにするか、だしを濃いめにとって味噌の量を減らすなどの工夫をしてください。

同じように、焼き魚を食べるときは干《ひ》ものよりも生の切り身にしたほうが塩分を控えることができますし、調味料も減塩しょう油にするとよいでしょう。

粗食や偏食を続けていると、私たちの体は低栄養に陥ります。低栄養とは、簡単にいえば体に必要な栄養が足りていない状態で、とくにエネルギーやたんぱく質が不足した状態です。

栄養失調とも呼ばれ、これも健康寿命を縮める一因とされています。

定期的に体重をはかって低栄養を防ぐ

高齢者の中には、低栄養傾向であるにもかかわらず、自覚のない人が多くいらっしゃいます。そのような人は、**〝自分が粗食や偏食になっている〟との認識がな**

く、〝自分はしっかり食事をとっているので栄養は足りている〟と思っているのです。

その結果、知らないうちに低栄養に陥っています。

それでは、自分の栄養状態を簡単に知る方法はあるのでしょうか？

それは2つあります。1つはBMI（体格指数）を算出すること、もう1つは毎日体重をはかることです。

BMIは身長と体重をもとに算出する数値で、誰でも簡単に計算することができます。このBMIによって、自分は「やせている」のか「標準」なのか、「太っている」のかを判断することができます。

その数値は日本肥満学会より次のような基準が示されています。

- 18・5未満が「低体重（やせ）」
- 18・5以上、25未満が「普通体重」
- 25以上が「肥満」

この中の**「18・5未満（低体重）」に当てはまった人が低栄養の可能性が高いと考えられます。**

◉ BMIの算出法

[体重(kg)]÷([身長(m)]×[身長(m)])

(例)身長が160cmで体重が60kgの人の場合

60÷(1.6×1.6)=23.44

BMI=23.44

また、厚生労働省の指針によると65歳以上の方は21・5〜24・9が目標値とされていますが、**低栄養を防ぐには20以上が目安になります**ので、この数値を覚えておきましょう。

一方、BMIを計算するのが面倒という方は、毎朝決まった時間に体重をはかってください。

そして、疾患の影響がないにもかかわらず、十分な量を食べているのに体重が減っている人は、食事の内容や量に問題があると考えましょう。

もしも自分が低栄養だったなら……

国立長寿医療研究センターの調査(*)

*国立長寿医療センター・東浦町作成「健康長寿教室テキスト第2版」2020(P6)より

によると、半年以内に体重が2～3kg以上減少した、またはBMIが18・5未満のいずれかに当てはまった高齢者は、当てはまらなかった人に比べ、3年以内に要介護の対象となるリスクが1・7倍にもなるそうです。このデータからも、低栄養がいかに健康寿命をのばす妨げになるのか、ご理解いただけると思います。

年齢とともに食が細くなり、1食で必要な量がどうしても食べられないという人の場合は、**1日3食にこだわらず、小分けにして4食、5食と食べても問題ありません。**とにかく必要なエネルギーをとって体重を減らさないことが大切です。食欲がなく、どうしても食事がとれないという人はエネルギーをとることを優先しましょう。

固形物を食べるのがつらいという場合は、飲料タイプやゼリータイプの「テルミール」「メイバランス」「クリミール」「カロリーメイト」などの栄養補助食品の利用をおすすめします。

1日10品目と3度の食事で低栄養を防ぐ

1日30品目は昔の話で、現実的ではない

食べる品目数が少ないと、摂取できる栄養素の種類が減ってしまうため低栄養になってしまうおそれがあります。

食が細くなり食べる量が減ってくるとなおさらのことです。

ひと昔前までは、厚生省(現厚生労働省)は栄養バランスのとれた食事をとるため「1日30品目」を食べることを推奨していました。

30品目といっても、じつは同じ種類の食品は1日に何回食べても1品目と数えなくてはなりませんでした。

たとえば、ほうれん草を1束買ってきて、朝は炒めものにし、昼はおひたしにしても同じほうれん草なので1品目とみなされてしまうのです。

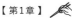

このようなルールのもとでは、買ってきた食材をすべて新鮮なうちに使いきるなど難しく、また30品目をそろえること自体、経済的にも負担がかかります。ですから、今は「1日30品目」という話は聞かれなくなりました。

「かきくけこ、やまにさち」®の食事法

そこでおすすめしているのが、私が考案した「かきくけこ、やまにさち」®というオリジナルの食事法です。

「かきくけこ、やまにさち」®は、1日10品目を食べるだけで、三大栄養素(炭水化物・たんぱく質・脂質)とビタミン類・ミネラル類がまんべんなくとれて、低栄養を防ぐことができる食事法です。

この「かきくけこ、やまにさち」®は、食べていただきたい10品目の食品の頭文字を並べたものです。これらの10品目を1日の食事(朝昼夕)で食べればOKです。

具体的には次のとおりですので、これを覚えて食生活にいかしてください。

◉「かきくけこ、やまにさち」®の食品

か	海藻 (副菜)	
き	きのこ (副菜)	
く	果物 (副菜)	1日200g
け	鶏卵 (主菜)	1日1〜2個
こ	穀類・芋類 (主食)	
や	野菜 (副菜)	1日350g以上(緑黄色野菜120g以上、 淡色野菜230g以上)、 毎食120g以上
ま	豆・大豆類 (主菜)	納豆なら1日1パック(40〜50g) 豆腐なら1日1/3〜1/2丁(100〜150g)
に	肉 (主菜)	1日100g
さ	魚(魚介) (主菜)	1日100g
ち	チーズなど 乳製品・牛乳 (副菜)	ナチュラルチーズなら1日20g プロセスチーズなら1日20g カテージチーズなら1日80g ヨーグルトなら1日100〜200g 普通牛乳なら1日200ml

「かきくけこ、やまにさち」®の10品目を覚えて、日々の食事に取り入れましょう。

1日10品目を主食・主菜・副菜に！

たとえば、主食は「こ＝穀類・芋類」を食べ、主菜は「け＝鶏卵」「ま＝豆・大豆類」「に＝肉」「さ＝魚（魚介）」を使った料理を食べ、副菜は「か＝海藻」「き＝きのこ」「く＝果物」「や＝野菜」「ち＝チーズなど乳製品・牛乳」を使った料理を食べます。

また、「果物：２００g」「肉：１００g」というように分量をあげた品目の場合は、その量を目安に食べましょう。

ポイントは、主菜の「け＝鶏卵」「ま＝豆・大豆類」「に＝肉」「さ＝魚（魚介）」を使った料理を一度にとるのでなく、朝昼夕の食事にふり分けることです。

たとえば、朝食で「け＝鶏卵」「ま＝豆・大豆類」、昼食で「に＝肉」、夕食で「さ＝魚（魚介）」というように、1日（朝昼夕）の中で同じ種類が重ならないようにします。

ただし、「ま＝豆・大豆類」の納豆と豆腐は、例外として朝食と夕食に分けて1日2回とってもOKですし、「ち＝チーズなど乳製品・牛乳」や「く＝果物」は間食でとってもかまいません。

基本的に主食にあたる「こ＝穀類・芋類」、副菜にあたる「や＝野菜」は、朝昼夕の毎食とります。つまり1日3回です。ほかの品目は、1日1回、適宜3食の中でとるようにします。

ですが、3食すべてでそういう食事は無理という日もあるはずです。そんな日は、1食でもかまいませんので、主食・主菜・副菜のスタイルの食事にして、「かきくけこ、やまにさち」®がとれる料理を食べるようにしましょう。

外食の場合も同じです。単品ものはできるだけ避けて、「かきくけこ、やまにさち」®を意識し、多くの品目がとれるメニューを選んでください。

「朝食抜き」は健康寿命を縮める

長生きの秘訣は、食事に無頓着にならず、バランスのいい食事を心がけることです。そして、**食べものから得た栄養を無駄にしないためにも、食事は1日3回に分けてとるようにしましょう。**

「夕食に重きをおいているので、朝食は軽く(粗食)している」といったような食べ方ではなく、3度の食事を偏りなくとることも大切です。

食が細くなって1日3食では必要な量が食べられないという方は、繰り返しますが、食事の回数を4回、5回と増やして、必要な量を食べるようにしてください。粗食や偏食と同じように「朝食抜き」は絶対に避けましょう。

先ほど栄養の吸収面から、「1日3食が大切だ」と説明しましたが、朝食は栄養をとるためだけのものではありません。

たとえば体内時計を整える役割もあります。

朝食をとることによって眠っていた内臓が目を覚まし、エネルギー代謝が活発になり、体が活動モードに切り替わるのです。

くわえて、朝食には自律神経のバランスを調整する役割もあります。

自律神経とは、交感神経と副交感神経からなり、交感神経は体を興奮させる働きを持ち、副交感神経は体をリラックスさせる働きを持ちます。

この2つがバランスよく働くことで体の機能が正常に働きますが、朝食をとることで、この自律神経のバランスが整うのです。

反対に朝食をとらないと自律神経のバランスが崩れやすくなり、頭痛、肩こり、多汗、慢性的な倦怠感、手足のしびれ、動悸、不整脈、めまい、不眠など、さまざまな不調の原因となります。

朝食のさまざまな役割

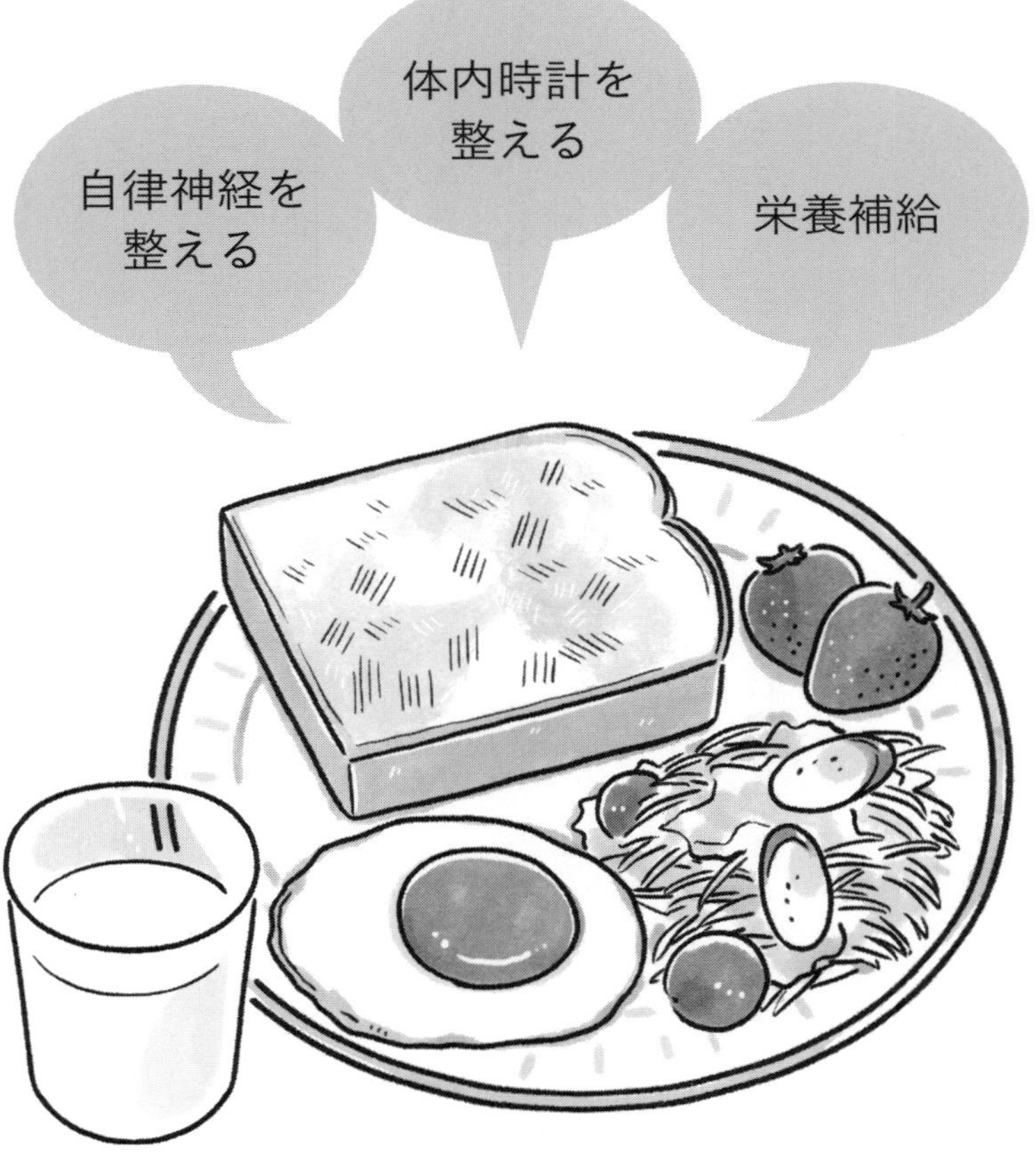
体内時計を
整える
自律神経を
整える
栄養補給

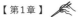

朝食をとることは、体内時計や
自律神経を整えるなど、栄養補
給以外の大切な役割があります。

朝食を食べれば不調が改善できる

国立がん研究センターの調査では、朝食を食べる回数が少ない人ほど脳出血のリスクが高くなると報告されています。

具体的には「毎日とっている」と答えた人と比べて、「週5～6日」と答えた人が1・1倍、「週3～4日」と答えた人が1・22倍、「週0～2日」と答えた人が1・36倍と、それぞれ脳出血のリスクが上がるということです。

私が栄養指導をしてきた方の中にも、朝食抜きの生活を長年続けてきた方が、少なからずいらっしゃいました。

そこで、**朝食を欠かさず食べるように指導したところ、元気になった、体力がついた、髪の毛が太くなった、脱毛が減った、貧血が改善されたなど、うれしい声が聞かれました。**

こうしたことからも、いかに朝食が大切かをご理解いただけると思います。いつまでも自分のことは自分でできる体でいたければ、朝食抜きの習慣は今日からあらためるようにしましょう。

ヨーグルトなどの発酵食品を食べて腸内環境を整え低栄養を防ぐ

健康長寿の人の腸はいつも元気

健康長寿を妨げる原因の1つに腸の不調があげられます。

食べたものは胃で消化され、腸に運ばれて栄養が吸収され、吸収された栄養は血液を介して全身に送られます。ですが、腸の調子がよくないと栄養の吸収が滞り、健康長寿を妨げる低栄養に陥るリスクが高まるのです。

また、腸には免疫細胞の約70%が集まっているため、腸が不調だと免疫力も低下して感染症などにかかるリスクも高まります。

人間の腸には、腸内細菌と呼ばれる約1000種類もの菌が生息しています。腸内細菌には、善玉菌・悪玉菌・日和見《ひよりみ》菌があり、善玉菌は健康に有益な働きをする菌で、悪玉菌は健康にマイナスの働きをする菌で、日和見菌はどちらにもなりうる菌です。

実際、健康長寿の方の腸内細菌を調べると、善玉菌が多く腸内環境が良好であることがわかっています。

その**善玉菌を増やすカギを握っているのが食事です。なぜなら、善玉菌を含む食品や善玉菌が好む食品を食べると善玉菌が増えていき、それらが不足したり、悪玉菌が好む食品ばかり食べすぎていると悪玉菌が増えていくからです。**

まず腸内細菌を整えるために、善玉菌を含む発酵食品のヨーグルト、チーズ、乳酸菌飲料、納豆、漬けもの(発酵したもの)をとりましょう。

便秘の改善には食物繊維・オリゴ糖と軽い運動

善玉菌も生き物なので食事をしますが、その好物が食物繊維とオリゴ糖です。食物繊維とオリゴ糖は、胃で消化されることなく大腸まで届き、善玉菌のエサとなってくれます。

そこで、善玉菌が好む食物繊維が豊富な「野菜・きのこ・海藻・穀類・豆類・芋類」と、オリゴ糖が豊富な「大豆製品・たまねぎ・ごぼう・アスパラガス・ニンニク・トマ

◉ プロバイオティクス
（発酵食品をとって腸内環境を整えること）

ヨーグルト、チーズ、納豆、乳酸菌飲料、
漬けもの（発酵したもの）

◉ プレバイオティクス
（善玉菌の好物をとって今いる善玉菌を増やすこと）

食物繊維（野菜、きのこ、海藻、穀類、豆類、芋類）
オリゴ糖（大豆製品、たまねぎ、ごぼう、アスパラガス、
ニンニク、トマト、トウモロコシ、バナナ、りんご）

ト・トウモロコシ・バナナ・りんご」などを積極的に食べましょう。

また、新しい健康法として、上の図で紹介したプロバイオティクスとプレバイオティクスを同時に行うシンバイオティクスが注目されています。「かきくけこ、やまにさち」®を1日の食事でとれば、無理なく実践できます。

反対に悪玉菌が好む食品は、動物性食品なので、それらのとりすぎに気をつけ、これらを食べるときは善玉菌が好む食品も合わせてとるようにしましょう。

また、自分の腸内環境は、お通じの状態である程度のことがわかります。

黄色から黄色っぽい褐色のバナナ状の便を、力むことなく排便できるようであれば腸内環境がよい状態と考えていいでしょう。

それに対して、便秘は腸内環境が悪化しているサインです。また、加齢などで筋力が低下すると便を押し出す力が弱くなり、腸のぜん動運動（食べたものを先へ押し出していく動き）が停滞することで起こる場合もあります。

便秘の改善には、**善玉菌が好む食物繊維の豊富な食品を食べることをすすめられますが、注意してほしいのは生野菜の食べすぎです。**

食物繊維をたくさんとりたいがために生の野菜を食べすぎると、大腸に未消化物（消化されなかったもの）がたまり、発酵してガスが発生するなど腸を刺激して、かえって症状が悪化する場合があるからです。

ですので、野菜を食べるときは生野菜ではなく、胃腸に負担がかからないような温野菜にするとよいでしょう。

また、散歩程度の軽めの運動を行うこともおすすめです。

ただし、便秘の裏には思わぬ疾患が隠れている場合もありますので、気になる方は自己判断せず、医療機関の受診をおすすめします。

サルコペニアを予防するために たんぱく質優先の食事を

超高齢社会とサルコペニア

超高齢社会を迎えた日本では、近年、サルコペニアの問題が指摘されることも多くなってきました。

サルコペニアとは、加齢とともに筋肉量が減り、筋力が衰えることで生活機能に支障をきたした状態のことをいいます。

具体的には握力が低下することで物が思うように持てなくなったり、足腰の筋力の低下により歩くスピードが遅くなったり、スムーズに立ち上がれなくなったりするなどの生活機能を損なう症状が表れます。

さらに筋力が低下すると、ふとしたことで転びやすくなり、転倒による骨折をきっかけに、介護が必要になる可能性も高まるといわれています。

肉・魚・たまご・大豆食品を食べてサルコペニアを予防しよう

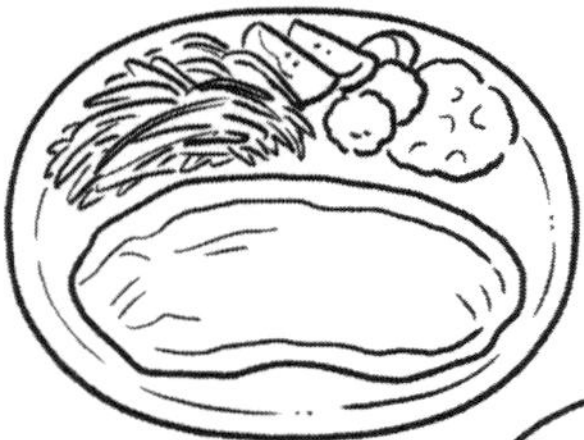
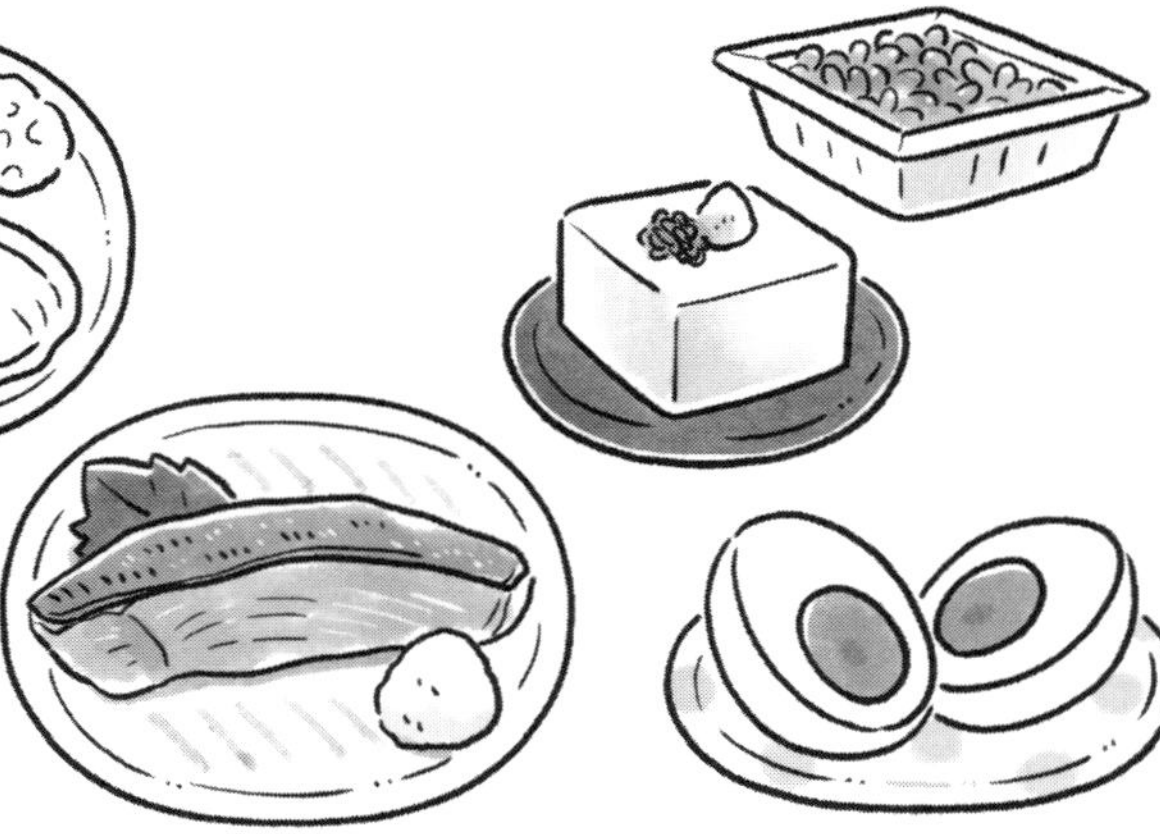

「かきくけこ、やまにさち」®の「に＝肉」「さ＝魚（魚介）」「ま＝豆・大豆類」「け＝鶏卵」を意識しましょう。

つまり、健康寿命をのばすには、このサルコペニアをいかに予防するかが重要なのです。

序章でも述べたように、私たちの体はすべて食べたものから作られています。もちろん筋肉も同様です。その筋肉の主な材料がたんぱく質になります。

したがって、**サルコペニアを予防するには、食事でたんぱく質不足を解消しておくことが大切になります。**

だからこそ、ふだんの食事で肉や魚、たまご、大豆食品などからたんぱく質をしっかりとることを優先してほしいのです。

第2章では、そんなたんぱく質のことをご説明します。皆さまの健康寿命をのばすためのたんぱく質優先の食事を、ぜひお役立てください。

第2章

たんぱく質を優先した食事のすすめ

今日からはじめる!

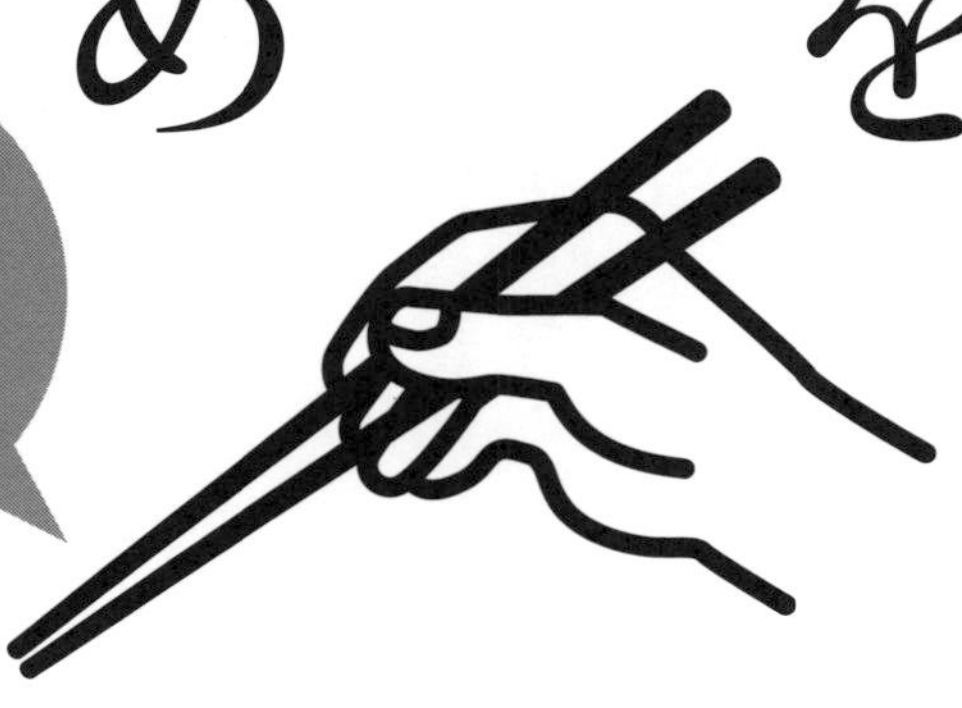

良質のたんぱく質食品を積極的に食事に取り入れる

体の約20％がたんぱく質で占められている

人間の体は水分が約60～70％を占め、たんぱく質が約20％、残りが脂質やミネラルなどで構成されていて、水分を除くと体の半分以上がたんぱく質で占められています。さらに筋肉の約80％（水分を除く）をたんぱく質が占めています。

私たちの体は、食事からとったたんぱく質を分解してアミノ酸の形にして、必要に応じてたんぱく質に合成したり、分解することを繰り返しています。

つまり、**日々、私たちの体の中ではたんぱく質が使われているので、毎日の食事から適量のたんぱく質を欠かさずとらなければなりません。**

私たちの体の中で、たんぱく質の果たす役割は多岐にわたります。

そこで、次にたんぱく質のさまざまな役割を紹介しますが、これを見ていただければ、たんぱく質が私たちの体の活動に、いかに貢献しているがおわかりになると思います。

●筋肉・骨・血液・内臓などを作る。
●コラーゲンの原料となり、皮膚《ひふ》・筋肉・骨を強くする。
●神経伝達物質を合成し、脳を活性化する。
●肝臓の働きを高める。
●免疫細胞を活性化し、病気や感染症への抵抗力や治癒力を高める。
●髪の新陳代謝を正常化する。
●肌の健康を保つ。
●爪の成長を促す。
●体脂肪を分解、燃焼させる。
●基礎代謝を上げる。
●体温を維持する。
●1gあたり4kcalのエネルギーを生み出し、体を動かすエネルギー源になる。
●むくみを解消する。

非必須アミノ酸と必須アミノ酸

第1章で説明したように、食べものから摂取したたんぱく質は、体内に吸収されるとアミノ酸に分解されます。そして、アミノ酸が結合してできた化合物がたんぱく質です。

また、人の体を構成するアミノ酸は20種類ほどあり、そのうちの11種類は体内で作ることができるもので「非必須アミノ酸」と呼ばれ、残りの9種類は体内で作ることができないもので「必須アミノ酸」と呼ばれています。

体内で作ることができない必須アミノ酸は、食事からとる必要があります。そのため、毎日の食事からたんぱく質を補給しないといけないのです。

しかし、必須アミノ酸が含まれる量やその比率は、食品によって異なっています。ですから、たんぱく質合成に必要な必須アミノ酸を、理想的なバランスで含んでいる食品を選んでとり、たんぱく質の合成を効率よく行うことが必要になるのです。

この必須アミノ酸をバランスよく含む良質なたんぱく質食品が**肉、魚、鶏卵、大**

豆製品、乳製品、牛乳などです。

そして、これらの食品はすべて「かきくけこ、やまにさち」®（P34）の10品目に含まれているものです。

食が細くなって食事の量を増やすことが難しいという方は、良質なたんぱく質食品を優先して選べば、必須アミノ酸を効率よくとることができます。

高齢者は若者以上にたんぱく質を意識して食事をとる

「年をとったら若い頃のように肉や魚をたくさん食べなくてもいい」と思っている方も多いようですが、残念ながら間違いです。**高齢の方ほどたんぱく質を積極的にとってほしいと思います。**

たんぱく質は吸収される際に、さまざまな種類のアミノ酸に分解されます。

そして、「筋肉を作る」「皮膚を作る」「血液を作る」といった目的に応じて、必要なアミノ酸を組み合わせることで、たんぱく質を合成しているのです。

この機能をたんぱく質合成能といいますが、このたんぱく質合成能は加齢とともに衰えるといわれています。

もちろん個人差はありますが、たとえば筋肉の場合でみると、若い人ほど少ないたんぱく質で筋肉を作ることができ、高齢の人ほどたんぱく質をたくさんとらなければ筋肉を作ることができないと考えられています。

また、同じ人で比較しても、若い頃からずっと同じ量のたんぱく質をとり続けているだけでは、年をとるほど筋肉作りの効率が悪くなることがわかっています。

ですから、加齢とともにこれまで以上にたんぱく質を含んだ食品を積極的にとる必要があるのです。そうしなければ、筋肉がやせて衰えてしまいます。

だからこそ、高齢者はたんぱく質を優先した食事を心がけてほしいのです。

◉ たんぱく質が豊富なおすすめ食品

	食品名	分量	たんぱく質含有量
肉	**豚肉もも(脂身つき)**	薄切り 1枚(30g)	**6.2g**
	牛肉もも(脂身つき)	薄切り 1枚(50g)	**9.8g**
	若鶏もも(皮なし)	1枚(180g)	**34.2g**
	若鶏ささみ	1本(40g)	**9.6g**
	若鶏むね(皮なし)	1枚(170g)	**39.6g**
魚(魚介)	**鮭**	1切(80g)	**17.8g**
	ブリ	1切(80g)	**17.1g**
	タラ	1切(100g)	**17.6g**
	はんぺん	大1枚(120g)	**16.5g**
	焼きちくわ	大1本(120g)	**14.6g**
	魚肉ソーセージ	1本(90g)	**10.9g**
	サバ缶詰(水煮)	1缶(190g)	**39.7g**
	マグロ油漬け缶詰	ライト1缶(80g)	**14.2g**
たまご・大豆製品・牛乳・乳製品	**たまご**	1個(Mサイズ・60g)	**7.3g**
	ひきわり納豆	1パック(50g)	**8.3g**
	糸引き納豆	1パック(50 g)	**8.3g**
	木綿豆腐	1丁(300g)	**21.0g**
	絹ごし豆腐	1丁(300g)	**15.9g**
	スキムミルク	大さじ1杯(6g)	**2.0g**
	普通牛乳	200ml	**6.9g**
	ヨーグルト(脱脂加糖)	1個(90g)	**3.9g**
	ヨーグルト(全脂無糖)	100g	**3.6g**
	プロセスチーズ	1個(20g)	**4.5g**
	カテージチーズ	大さじ1杯(13g)	**1.7g**
	粉チーズ	大さじ1杯(6g)	**2.6g**

日本食品成分表2023八訂　文部科学省　日本食品標準成分表2020年版(八訂)準拠　医歯薬出版編より

1食あたり100gの肉または魚でたんぱく質20gが達成できる

毎食20g以上のたんぱく質摂取を目安に

それでは、私たちは、毎日どれくらいのたんぱく質を摂取すればよいのでしょうか？

厚生労働省「日本人の食事摂取基準（2020年版）」によると、**1日のたんぱく質推奨量は、65歳以上の男性が60g、女性が50g**とされています。

そして、たんぱく質を摂取するにあたっては、1食もしくは2食でまとめてとるのではなく、**朝昼夕の3食で均等にふり分け、さまざまな食品でとることが理想といわれています。**

つまり、1日で50〜60gのたんぱく質をとるには、1食あたり20g以上のたんぱく質を、3食に分けてとることが望ましいのです。

◉ 1日のたんぱく質推奨量

18～64歳

男性65g　女性50g

65歳～

男性60g　女性50g

この量を朝昼夕の食事に均等に分けて、
さまざまな食品からとるのが理想です。

実際、3食均等にたんぱく質をとれば、筋肉の材料として効率的に利用されるという研究データも報告されています。

また、ひとりひとりの身体活動レベルによって違いはありますが（次ページの表を参照）、1日あたりに必要なエネルギー量は次のように示されています。

○65～74歳（前期高齢者）の男性は、
2050～2750kcal
○65～74歳（前期高齢者）の女性は、
1550～2100kcal
○75歳以上（後期高齢者）の男性は、
1800～2100kcal

◉ 65〜74歳の前期高齢者が1日に必要なエネルギーとたんぱく質

身体活動レベル		レベルⅠ 低い	レベルⅡ 普通	レベルⅢ 高い
		座っていることがほとんど	座っていることは多いが、家事や軽い運動はする	移動や立ち仕事が多い。活発な運動習慣がある
男性	エネルギー(kcal)	2050	2400	2750
	たんぱく質(g)	60	60	60
女性	エネルギー(kcal)	1550	1850	2100
	たんぱく質(g)	50	50	50

厚生労働省 日本人の食事摂取基準(2020年版)より

◉ 75歳以上の後期高齢者が1日に必要なエネルギーとたんぱく質

身体活動レベル		レベルⅠ 低い	レベルⅡ 普通
		自宅にいて、ほとんど外出しない。高齢者施設にいて、自立に近い状態で過ごしている	自立した生活をしている
男性	エネルギー(kcal)	1800	2100
	たんぱく質(g)	60	60
女性	エネルギー(kcal)	1400	1650
	たんぱく質(g)	50	50

厚生労働省 日本人の食事摂取基準(2020年版)より

○75歳以上（後期高齢者）の女性は、1400〜1650kcal

私たちは日々の食事で、自分の年齢や活動量にあったエネルギーをしっかりと確保しつつ、1食あたり20g以上のたんぱく質を毎食（朝昼夕）とることが理想なのです。

そこで、P34で紹介した「かきくけこ、やまにさち」®の食事法を実践しましょう。なぜかというと、1日に10品目を食べるだけで、1食あたり20g以上のたんぱく質が朝昼夕の食事で確実にカバーできるからです。

なお、腎臓の機能が低下している方や腎臓に疾患のある方は、たんぱく質を制限しなくてはならないこともあります。そのような方は必ず医師に相談のうえ、たんぱく質の摂取量を調整するようにしましょう。

肉や魚は重量の約20%がたんぱく質

「20gのたんぱく質」といわれても、何をどのくらい食べればいいのか、ピンとこないかもしれません。そこで、1食で摂取すべきたんぱく質の量が簡単に達成できる方法を紹介します。

まず、**「肉や魚は重量の20%がたんぱく質」ということを覚えてください。**

そして、**最初に試してほしい方法が、おかず（主菜）の肉や魚の量を１００gにすることです。** こうすれば、たんぱく質が約20gとれます。

ちなみに、手のひらにのるくらいの大きさの肉や魚を食べればいいといわれることもありますが、肉の厚みや魚の身の厚さはまちまちなので、調理経験が少ない方は、きちんとはかったほうがいいでしょう。

次にたんぱく質の量を計算してみましょう。慣れてくれば、買おうとしている食品にどれぐらいのたんぱく質が含まれているか見当がつくようになり、食事のことを考えるのが楽しくなるでしょう。

この計算には前述の「肉や魚は重量の20%がたんぱく質」を使います。

私たちはお店で肉や魚を購入するとき、価格や産地とともに重さ（内容量）を確認すると思いますが、それをもとにたんぱく質の量を計算してみましょう。

たとえば、買ってきた肉の重さが３００gの場合は、３００×０・２＝60なので、たんぱく質の量は60gと計算することができます。

栄養成分表示をチェックする習慣を

食品を購入するとき、**商品のパッケージに記載されている栄養成分表示をチェックするクセをつけるのもよいことです。**とくにスーパーやコンビニのお惣菜・お弁当を利用される方や、インスタント食品をよく食べるという方は、それを習慣化しましょう。

加工された食品の多くは、栄養成分表示を記載していますが、「熱量・たんぱく質量・脂質量・炭水化物量・ナトリウム量（食塩相当量で表示）」の5項目の表示が義務づけられています。

この中でとくにチェックしてほしいのが、熱量であるところのエネルギー量（カロリー）とたんぱく質量の2項目です。

この2つの数値を確認しておけば、エネルギー量（カロリー）やたんぱく質の摂取量をある程度把握し、自分でコントロールできるからです。それに加えて塩分量もチェックしておけば、塩分のとりすぎも防げます。

ベジファーストからたんぱく質ファーストへ

75歳を超えた女性から、「最近、食事を残すようになってしまい、体重も減ってきている」と相談を受けたことがありました。

そこで、食事の内容を聞いてみると、健康のためにと食事のはじめにどんぶりいっぱいの野菜サラダをドレッシングもつけずに食べていました。

そして、野菜サラダでお腹がいっぱいになってしまい、おかずやごはんをいつも残してしまっていたのです。

近年、健康志向の高まりもあって、**「ベジ（ベジタブル）ファースト」と呼ばれる食事法が広く知られています。**文字どおり野菜から先に食べる食事法のことですが、ベジファーストを実践することで食事による血糖値の急上昇を抑えることができるので、生活習慣病や肥満の予防に効果があるとされています。

ただし、この食べ方にも高齢者ならではの問題点があります。

先ほどの75歳を超えた女性のように、高齢者がベジファーストの食事を実践すると、野菜でお腹がいっぱいになってしまい、おかずやごはんを残すことになってしまうのです。

野菜でお腹を満たしてしまうと、たんぱく質源になるはずだった肉や魚のおかずがお腹に入らず、たんぱく質不足に陥り、さらにごはんも残すことでエネルギー不足にもなりがちです。

その結果、栄養のバランスが崩れて低栄養に陥るおそれがあるのです。

低栄養に陥ってしまうと、病気や感染症への抵抗力や治癒力などの低下を招きやすくなります。

とくに75歳以上の方で、ベジファーストの食べ方をしていて肉や魚のおかず、ごはんを残しているようであれば、今すぐやめていただきたいと思います。

そこで、**これからは「ベジファースト」ではなく、「たんぱく質ファースト」の食事を心がけてください。朝昼夕の食事で最初に食べるものを「良質のたんぱく質食品のおかず（主菜）」にするのです。**

主菜をぜんぶ食べることができたら、次に野菜のおかず（副菜）やごはん（主食）を食べるようにします。

そうすれば体に必要なたんぱく質をしっかりとることができます。

たんぱく質やカルシウムをとって骨粗しょう症を予防する

骨粗しょう症と骨密度

高齢者が要支援や要介護、あるいは寝たきりになってしまう原因の1つが、骨粗しょう症による骨折です。骨粗しょう症とは、骨密度が低下して骨がもろくなってしまう疾患です。

骨密度とは、骨を構成するカルシウムやリンなどのミネラル成分がどれぐらい詰まっているかをみたもので、骨粗しょう症になった人の骨は、「すが入った大根」のような状態になっているといえばわかりやすいかもしれません。

とくに高齢者や閉経後の女性が発症しやすいといわれ、骨粗しょう症が悪化すると背中が丸まったり、身長が縮んだり、骨折しやすくなります。

その骨密度が低下する原因の1つが低栄養です。

それを防ぐには、**骨の材料となるたんぱく質・カルシウム・マグネシウム、骨の形成を助ける銅・亜鉛・ビタミンD・ビタミンK・ビタミンB群を食事でしっかりとって、骨密度を低下させないようにすることが大切になります。**

カルシウムの吸収率とビタミンD

骨に関わる栄養素の中でも、カルシウムはほかの栄養素と比べて吸収率が低いため、骨の材料として使われないまま体外へ排出されてしまいやすいという難点があります。これを解決してくれるのがカルシウムの吸収率を高めるビタミンDです。

ビタミンDは、限られた食品にしか含まれていません。そのためか、平成28年国民健康・栄養調査(厚生労働省発表)によると、「ビタミンDは日によって摂取量が大きく異なる栄養素で、摂取量の8割近くが魚介類に由来しています」とされています。また、日光に当たることによって体内で合成されるという珍しい栄養素でもあります。

しかし、このビタミンDを体内で作る能力は加齢とともに衰えるので、家にい

◉ 骨を強くする栄養素

	食品名
たんぱく質	たまご、魚、肉、大豆製品、乳製品、牛乳
カルシウム	乳製品、牛乳、大豆製品、ひじき、葉野菜、小魚、干しエビ、ごま
マグネシウム	魚、大豆製品、葉野菜、種実類(アーモンドなど)、未精製の穀類(玄米など)
ビタミンK	納豆、葉野菜、わかめ、鶏肉
ビタミンB群	肉、魚、乳製品、牛乳、野菜、未精製の穀類(玄米など)
ビタミンD	魚、卵黄、キクラゲ、マイタケなどのきのこ

ることが多くなり、日光に当たる機会が少なくなった高齢者にとって不足しがちな栄養素になります。それを示すものとして、日本人の食事摂取基準2020年版によると、ビタミンD不足の方はとくに高齢者に多く、大腿骨近位部《だいたいこつきんいぶ》骨折などのリスクを増加させるとされています。

その**ビタミンDを含んだおすすめの食品が、魚・卵黄・キクラゲ・マイタケ**です。

ほかにも、日光に当てることでビタミンDが増える干ししいたけがありますが、市販されている干ししいたけの中には、電気乾燥されているものがあり、期待するほどビタミンDが含まれていないものもあるようです。

ご心配な方は、生しいたけをご自身で日光に当てることをおすすめします。

また、骨粗しょう症に悪影響を及ぼす食べものは、カルシウムの吸収を阻害するリンを多く含んだインスタント食品や加工食品、一部の清涼飲料水です。

そのほか、アルコールやカフェインを多く含む食品、塩辛い食品なども悪影響を及ぼすので、塩分控えめの食事でお酒はほどほどにし、コーヒーは1日1～2杯程度にしましょう。

たんぱく質優先の食事は口腔機能も高める

長生きを阻む口腔内のサルコペニア

食が細くなる要因の1つに口腔機能の低下があります。口腔機能とは、ものを噛んだり飲み込んだりする力のことです。その**口腔機能の「よい悪い」を左右する**

のもたんぱく質といわれています。

加齢とともにたんぱく質が不足すると、腕や足腰の筋肉とともに顎《あご》やノドの筋肉も衰えてきます。すると食べものを噛んだり、飲み込むことがうまくできず、硬いものは避けてやわらかいものを食べるなど、次第に食べるものが限られていき、食の多様性が失われていくのです。

こうした状態を「口腔内のサルコペニア」と呼んでいますが、これが進むと健康長寿を阻む問題を引き起こします。

第1章で説明したサルコペニア（P45）と同様、**たんぱく質をしっかりとって、顎やノドの筋肉量の減少を予防すれば、年齢に応じた口腔機能を維持することができるのです。**

噛む力をいかに維持するかが大切

東京都健康長寿医療センター研究所の本川桂子氏らによる「咀嚼《そしゃく》機能が維持されている人」と「低下している人」で、ふだん食べている食事に違いがあるかを調査したものがあります。

◉ 低栄養傾向と咀嚼能力の関係

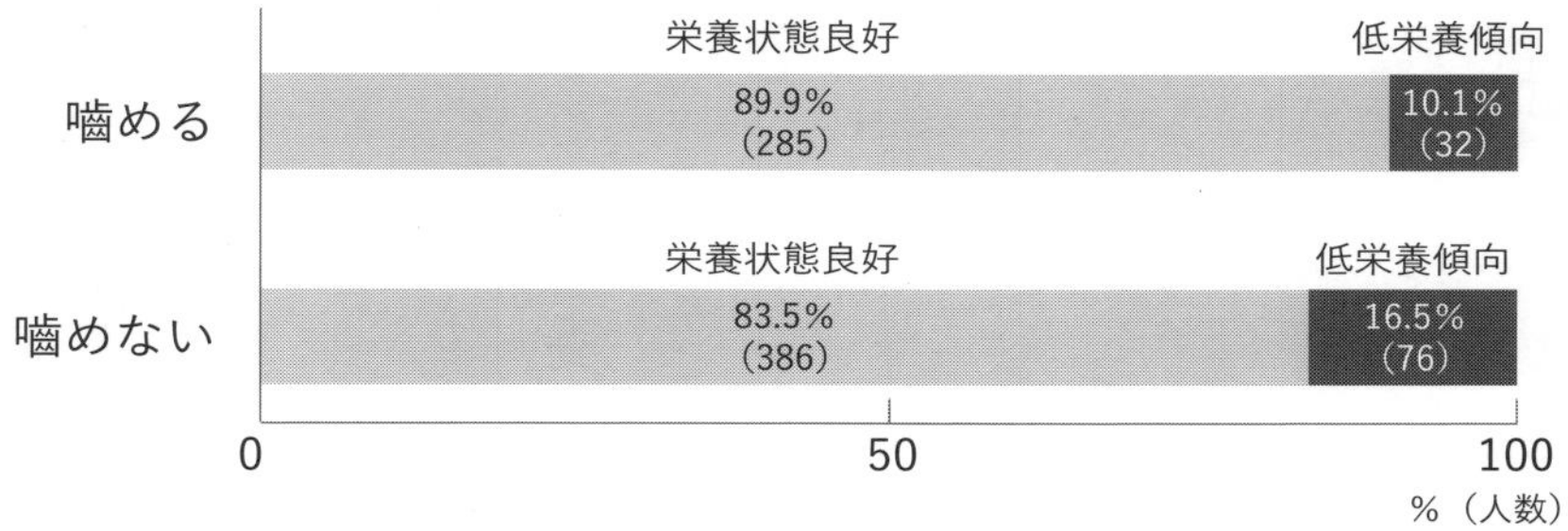

本川佳子 他, 日本老年医学会総会(2017)を改変して作成

それによると、よく噛めるグループに比べて、噛めないグループはエネルギー、たんぱく質、脂質、ビタミン、ミネラルの摂取量が5～10%程度低く、食品群では野菜類、海藻類、魚介類、肉類、果実類、種実類、油脂類の摂取量が10～15%低いことが報告されています。

さらに同様のグループ分けをして、咀嚼機能と低栄養傾向の関連を、血清アルブミン値を判定基準につかい調べたところ、低栄養傾向を示した者はよく噛めるグループが10・1%で、噛めないグループが16・5%ということでした(上のグラフ)。

栄養状態を良好に保つためには、噛む力を維持することがいかに大切かが、これらの調査でわかると思います。

たんぱく質なしに歯の健康は保てない

失った歯の数と低栄養になる確率は、比例するといっても過言ではありません。なぜなら食べものを噛むには、歯が必要だからです。

顎やノドの筋肉がしっかりしていても、歯を失うと食べものを噛み砕くことができず、低栄養になることが想像できると思います。

つまり、**歯の健康を守ることはサルコペニアを防ぐ重要なポイントということです。**

目標は「80歳で20本以上」の歯を維持することです。

厚生労働省と日本歯科医師会では、80歳になったときに20本以上の歯があれば、ほぼ満足した食生活を送ることができるとして「８０２０（ハチ・マル・ニイ・マル）運動」を展開しています。

さらに現在は、年1回の歯科健診を全国国民に義務づける「国民皆歯科健診」の制度化が検討されているなど、国をあげて歯の健康を守ることを推奨しているのです。

それでは、歯の健康を守るには、どの栄養素が大切なのでしょうか？

第一に「カルシウムをとること」と答える方が多いと思います。

たしかにカルシウムは、歯の材料になる大切な栄養素なので食事でしっかりとることが必要です。ただし、それだけでは十分ではありません。

じつは歯の土台である歯茎《はぐき》も健康でなければなりません。なぜなら歯茎が弱くなってくると、歯がグラグラしたり、歯が抜けてしまったり、力強く噛むことができなくなるからです。

歯茎の主な成分は皮膚や腱などを構成するコラーゲンですが、コラーゲンの生成にはたんぱく質とビタミンCが欠かせません。

さらに、歯の大敵とされる歯周病も、たんぱく質不足がその一因と考えられるようになっています。

ですから歯の健康を守るためにも、たんぱく質とビタミンCを積極的にとるようにしましょう。ビタミンCは「かきくけこ、やまにさち」®食事法（P34）の「や＝野菜」と「く＝果物」に多く含まれていますので、こちらを参考に食事の内容を考えてください。なお、ビタミンCは「こ＝穀類・芋類」の芋類にも含まれます。

**歯と歯茎の健康を守るために
たんぱく質とビタミンCを
積極的にとりましょう**

ビタミンCがとれる

かきくけこの
「く＝果物」

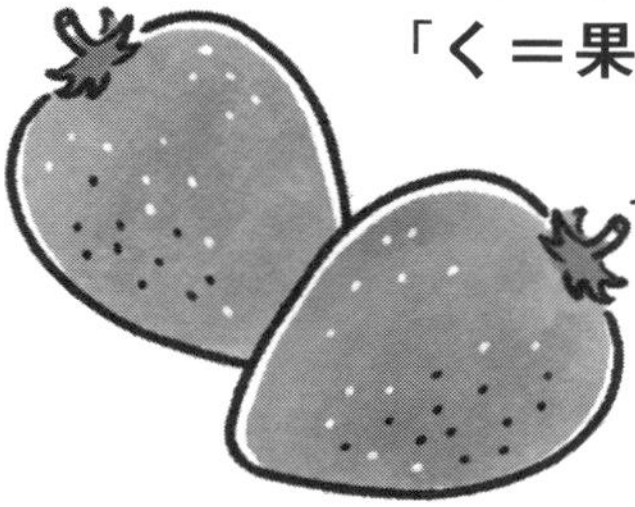

たんぱく質がとれる

かきくけこの
「け＝鶏卵」

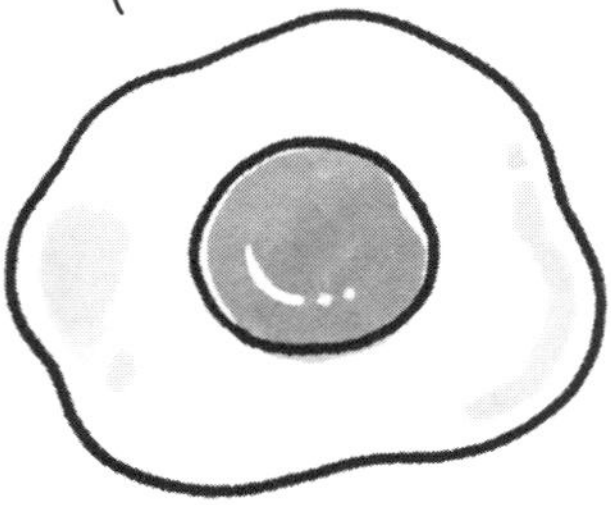

ビタミンCがとれる

やまにさちの
「や＝野菜」

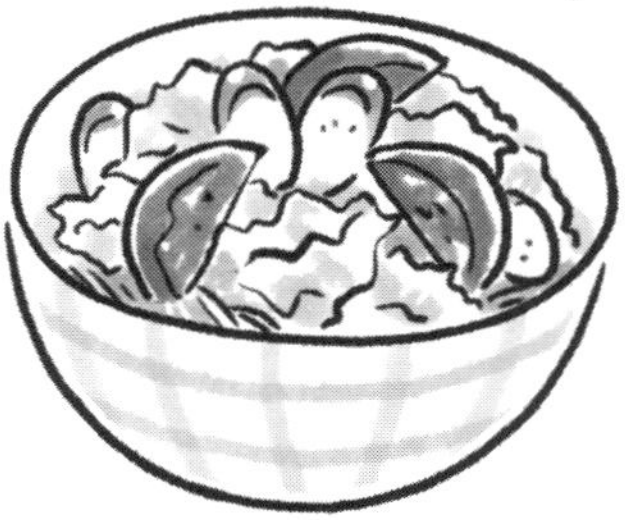

たんぱく質がとれる

やまにさちの
「に＝肉」

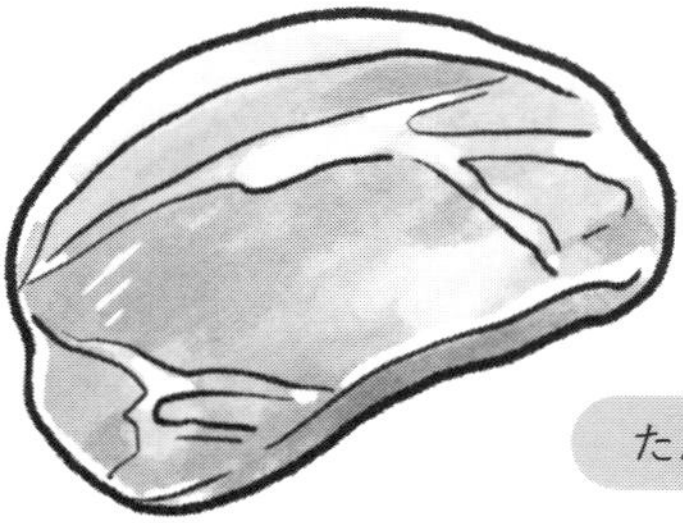

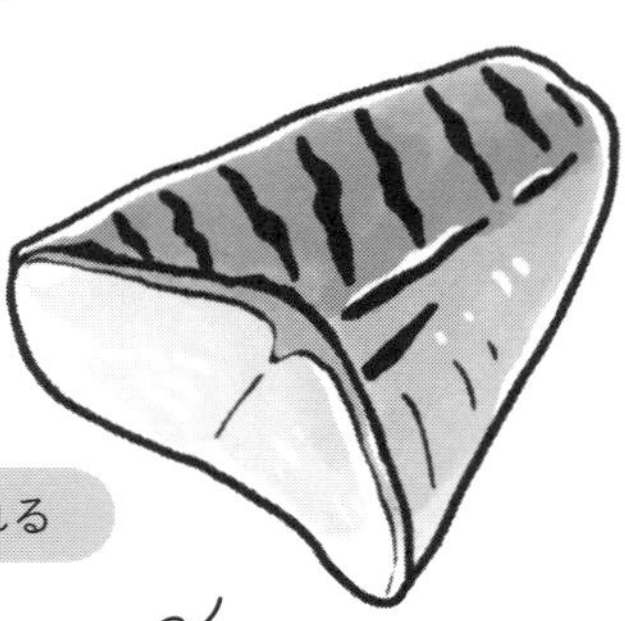

たんぱく質がとれる

やまにさちの
「さ＝魚（魚介）」

たんぱく質とエネルギーを確保して健康長寿を実現

エネルギー補給とたんぱく質補給

P56の「1日に必要なエネルギーとたんぱく質」の表で紹介したように、65～74歳の前期高齢者にとって必要なエネルギー量は、身体活動レベルⅡ（普通）の男性が1日2400kcalで、女性が1日1850kcalになります。それが75歳以上の後期高齢者になると、身体活動レベルⅡ（普通）の男性が1日2100kcalで、女性が1650kcalです。

まずはこのエネルギー（カロリー）を食事でしっかりとることが大切です。そして、食欲があまりない場合は、自分が食べたいと思ったタイミングで、食べたいと思うものを優先して食べるようにして、エネルギー不足にならないようにしましょう。食べる回数は1日4回でも5回でもかまいませんので、小分けに食べてエネルギーを増やしましょう。

とくに75歳以上の方(後期高齢者)は、たんぱく質とエネルギー(カロリー)をしっかり確保して、体重の減少や低栄養、サルコペニア、フレイル(加齢にともない身体および精神的な機能が衰えた状態)の予防につとめていただきたいと思います。

そして、自分は日々の食事でエネルギーが足りているのかいないのか、体重をはかって確認してください。体重が少しずつ減っているようであれば、エネルギーが足りていない可能性があります。

今すぐ食事を見直して、エネルギー補給とたんぱく質補給につとめましょう。

サルコペニアを早期に発見!

第1章で説明したサルコペニア(P45)の傾向が強くなるのは、75歳以降といわれていますが、**75歳未満の方であっても食生活が乱れているとサルコペニア予備群になっている可能性があります。**

たとえば、布団の上げ下ろしなどの力を使う家事が行えなくなる、ペットボトルの蓋《ふた》があけにくくなる、信号が青のうちに横断歩道を渡りきれない、食事中にむせることが増え唾液でせきこむことが多くなったなどが、一般的にサルコペニアの可能性がある症状として挙げられています。

ですが、病院で検査をしない限り、自分がサルコペニアであることに気づくことはできません。

そこで、サルコペニアの可能性を自分でチェックする方法として次ページで紹介する「指輪っかテスト」がおすすめです。

脚の筋肉は落ちやすい部位なので、サルコペニアの進行度を推しはかる指標とされているからです。

両手で利き足ではないほうのふくらはぎの太さをはかるだけの簡単な方法なので、定期的に行って確認するとよいでしょう。

その結果を見て心配な方は、医療機関の受診をおすすめします。

また、たとえ今は大丈夫でも、この先のサルコペニアを予防するためにやることは1つです。**たんぱく質を優先した食事を実践しましょう。**

◉ 指輪っかテストでサルコペニアをチェック

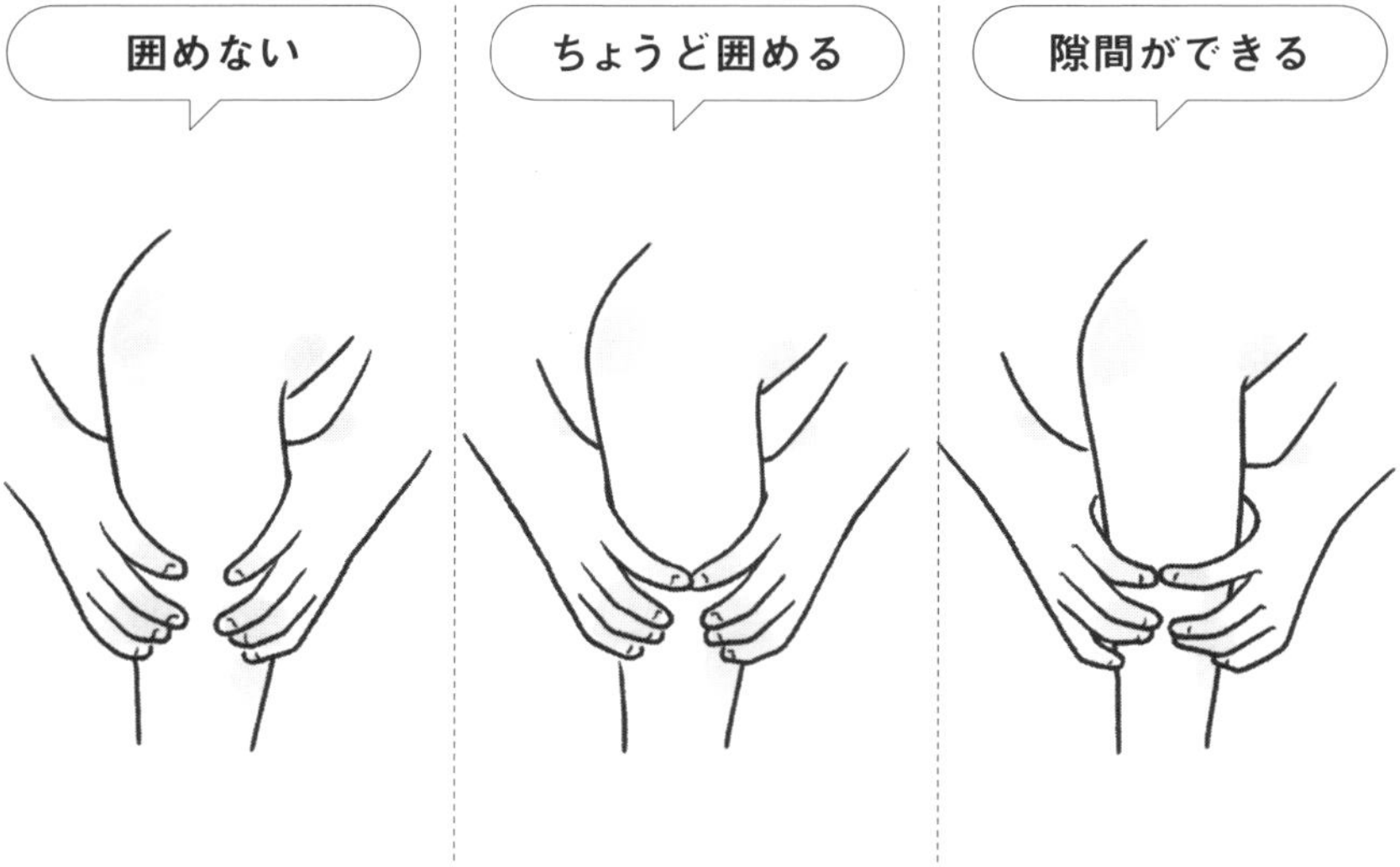

低い ⬅ サルコペニアの可能性 ➡ 高い

人差し指と親指で輪を作りふくらはぎのもっとも太い部分を囲みます。人差し指と親指の指先がくっつく、または指とふくらはぎの間に隙間ができる場合はサルコペニアが疑われます。人差し指と親指の指先がつかない場合は、サルコペニアの可能性は低いと評価できます。

出典：国立長寿医療研究センター・東浦町作成
「健康長寿教室テキスト第2版」2020（P7）より

肉や魚は多くのたんぱく質がとれる

肉や魚といった動物性の食品からは、食べる量がそれほど多くなくても、たんぱく質をとることができます。

たとえば100gの牛ヒレ肉(輸入牛)には、20・5gのたんぱく質が含まれていて、これだけで1食でとってほしいたんぱく質20gがクリアできます。

それに対して、大豆製品の木綿豆腐から同じ量のたんぱく質をとろうとすると300g(約1丁)程度、絹ごし豆腐であれば400g程度を食べなくてはなりません。高齢者にとって、少ない量で多くのたんぱく質がとれる肉や魚はありがたい食品です。

ただし、肉は消化に時間がかかり、胃もたれなどを起こしやすく、嚙めない、飲み込みづらいといった高齢者もいらっしゃいます。ですが、肉は料理や調理次第でおいしく、食べやすくできますので積極的にとりましょう。

肉や魚に代えてたまごや豆腐などの大豆製品を食べる

肉や魚を使った料理を食べないと、たんぱく質不足になりがちです。ですが、肉や魚を使ったおかずを積極的に食べてほしいといわれても、肉あるいは魚、またはその両方が苦手という方もいらっしゃるでしょう。高齢になってから、苦手なものを克服するのは大変だと思います。

そういった方は、日々の食事にたまごや大豆製品（豆腐、納豆、大豆ミート〈大豆をお肉に見立てた加工食品〉）などのたんぱく質が豊富な食品を積極的に取り入れたり、栄養補助食品を利用することで、不足しがちなたんぱく質を補いましょう。

そして、魚はたんぱく質だけではなくビタミンDの供給源ですから、魚が苦手という人は、ビタミンDが強化された牛乳やヨーグルトをとることをおすすめします。

また、誤解されている方も多いのですが、たんぱく質は肉・魚・たまご・大豆製品・乳製品・牛乳などの良質のたんぱく質食品だけに含まれるものではありません。

たとえば、ごはん・パン・麺類・芋類・野菜・果物にも、少なからずたんぱく質は含まれています(次のページからの一覧表を参照)。

ですので、**主食・主菜・副菜を組み合わせた食事にすれば、主菜のおかず以外からもたんぱく質が補給でき、しかも栄養バランスが整います。**

また、たまごを原料にしたプリンやシュークリームなどのお菓子からもたんぱく質はとれます。

ただし、お菓子を食事代わりにすることはおすすめできません。ですので、食欲がないときなど補助的に食べるのであればよいでしょう。

P59でも説明しましたが、市販されている加工食品には、たんぱく質量が記載されています。お菓子を購入するときもたんぱく質の量を確認して、少しでも多くのたんぱく質が含まれているものを選びましょう。

次の章からはいよいよ実践編です。料理が苦手な方でも、ひとり暮らしの方でもたんぱく質が簡単にとれる具体的なアイデアやレシピを紹介していきます。

◉ 主な食品のたんぱく質含有量

	食品名	分量	たんぱく質含有量
ごはん・麺・パン・オートミール	ごはん	茶碗1杯(150g)	3.8g
	そば(ゆで)	1玉(170g)	8.2g
	うどん(ゆで)	1玉(220g)	5.7g
	マカロニ・スパゲティ(乾)	100g	12.9 g
	食パン(6枚切り)	1枚(60g)	5.3g
	オートミール	1人前(40g)	5.5g
芋類	さつま芋(生・皮付き)	中1/2本(100g)	0.9g
	さと芋(生)	中1/3個(100g)	1.5g
	じゃが芋(生・皮なし)	中1/2個(80g)	1.4g
	やまと芋	1人前(50g)	2.3g
種実類	落花生(殻付き)	1人前(30g)	7.6g
	バターピーナッツ	1人前(20g)	4.7g
	ピーナッツバター	1人前(20g)	4.1g

*肉・魚(魚介)・たまご・大豆製品・牛乳・乳製品のたんぱく質含有量は、p53で紹介しています。

	食品名	分量	たんぱく質含有量
野菜	枝豆(冷凍)	1人前(50g)	6.5g
	ブロッコリー(生)	1人前(70g)	3.8g
	カリフラワー(生)	1人前(70g)	2.1g
	西洋かぼちゃ(生)	1人前(80g)	1.5g
	キャベツ(生)	1人前(70g)	0.9g
	キュウリ(生)	中1/3本(70g)	0.7g
	グリンピース(ゆで)	1カップ(130g)	10.8g
	スイートコーン(ゆで)	1本(200g)	7.0g
	たけのこ(水煮缶)	1人前(80g)	2.2g
	大根(皮付き・生)	1人前(70g)	0.4g
	トマト	1人前(50g)	0.4g
	ごぼう	1人前(50g)	0.9g
	にんじん(皮付き・生)	1人前(40g)	0.3g
	ほうれん草(生)	1人前(70g)	1.5g
	レタス	1人前(80g)	0.5g

	食品名	分量	たんぱく質 含有量
果物	アボカド	1/2個 (100g)	2.1g
	いちご	8～10個 (150g)	1.4g
	温州みかん	中2個 (140g)	1.0g
	柿	中1個 (200g)	0.8g
	キウイフルーツ(緑)	1個 (100g)	1.0g
	バナナ	1本 (130g)	1.4g
	りんご(皮なし)	大1/2個 (150g)	0.2g
お菓子・軽食	アイスクリーム(普通脂肪)	1個 150g	5.9g
	ミートパイ	1個 80g	7.8g
	ホットケーキ	1枚 100g	7.7g
	カスタードプリン	1個 120g	6.8g
	肉まん	1個 (70g)	7.0g
	クリームパン	1個 (60g)	4.7g
	シュークリーム	1個 (80g)	4.8g
	ベイクドチーズケーキ	1個 (70g)	6.0g

日本食品成分表2023八訂　文部科学省
日本食品標準成分表2020年版(八訂)準拠　医歯薬出版編より

第3章

ひとり暮らしでも
料理が苦手でもできる

ちょい足し食事術

ちょい足し
だけで
たんぱく質が
増やせる

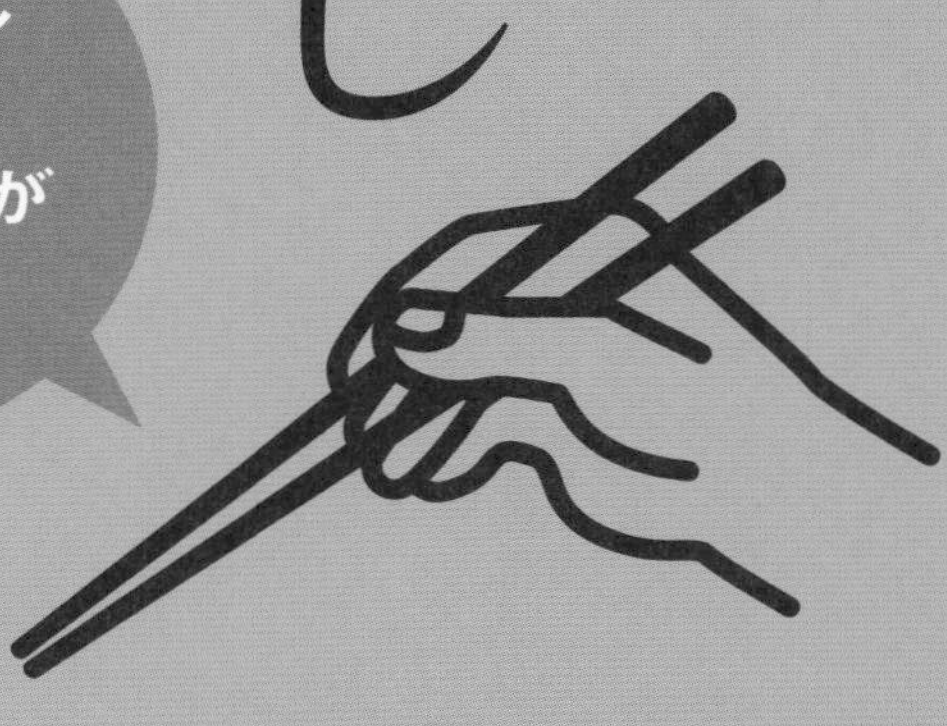

ひとり暮らしや料理が苦手でも簡単にできるちょい足し食事術

ちょい足しの習慣がつくとたんぱく質不足が防げる

高齢でひとり暮らしをされている方や夫婦だけで暮らしている方からよく聞くのが、「野菜や肉、魚を買っても、量が多すぎて食べきれないことが多い」「ひとり、ふたり分ならお惣菜を買ったほうが経済的」という声です。

たしかに最近のお惣菜をはじめインスタント食品・レトルト食品・冷凍食品は、安価なうえにおいしく、人数に合わせて量を選べるので無駄も出ません。

ただし、**これらの食品を単品で食べていては栄養が偏り、中でもたんぱく質が不足しがちになります。**

そこで、この章ではひとり暮らしの高齢者でも、料理が苦手な方でも手軽にたんぱく質の摂取量が増やせる方法を紹介します。

やり方はいたって簡単です。今まで食べていた「インスタント食品・レトルト食品・冷凍食品・お惣菜」などに、「たまご・魚の缶詰・サラダチキン、魚肉ソーセージ・納豆」などのたんぱく質食品を足すだけです。

次のページからインスタントラーメンをはじめとした12種類の食品に対して、それぞれ足していただきたいたんぱく質食品を紹介していきますが、何を足すかは、皆さんの好みでお選びいただいてOKです。

「今日のインスタントラーメンにはたまご」「明日の冷凍スパゲッティにはツナ缶」というように**ちょい足しの習慣がつけば、たんぱく質不足が防げるだけではなく、組み合わせを考えるなど食事の楽しみも増すでしょう。**そして、こちらをヒントにしてメニューのバリエーションを広げていただけたらと思います。

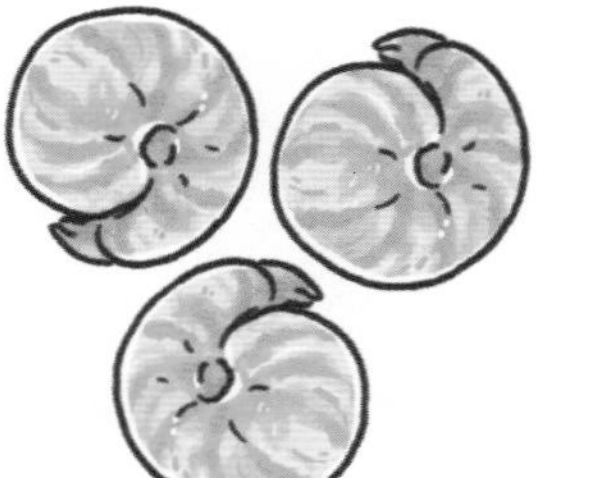

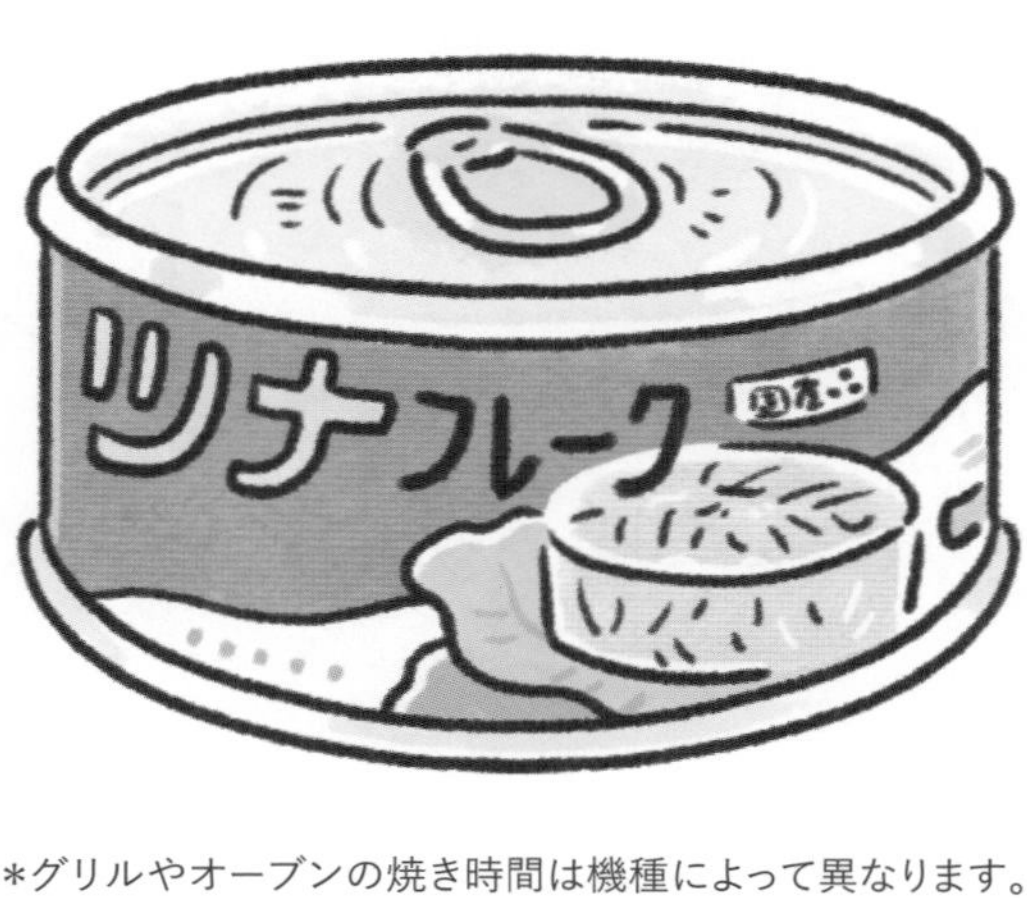

＊グリルやオーブンの焼き時間は機種によって異なります。様子を見ながら調整してください。
＊計量単位は、小さじ1は5ml、大さじ1は15ml、1カップは200mlです。
＊電子レンジは600Wを使用しています。

インスタントラーメンにちょい足し

インスタントラーメンは単体だとたんぱく質が少なめで、主菜と副菜にあたるものがありません。たんぱく質食品や野菜をくわえて栄養バランスを整えましょう。

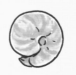

ちょい足し 1

八宝菜の具・中華丼の具

レトルト食品の八宝菜の具または中華丼の具（1人分）をかけるだけで、あんかけラーメンに早変わり。

ちょい足し 2

ゆでたまご十カット野菜

ラーメンとカット野菜（冷凍可、約120g）を一緒に煮て、ゆでたまご（1個）をのせるだけ。

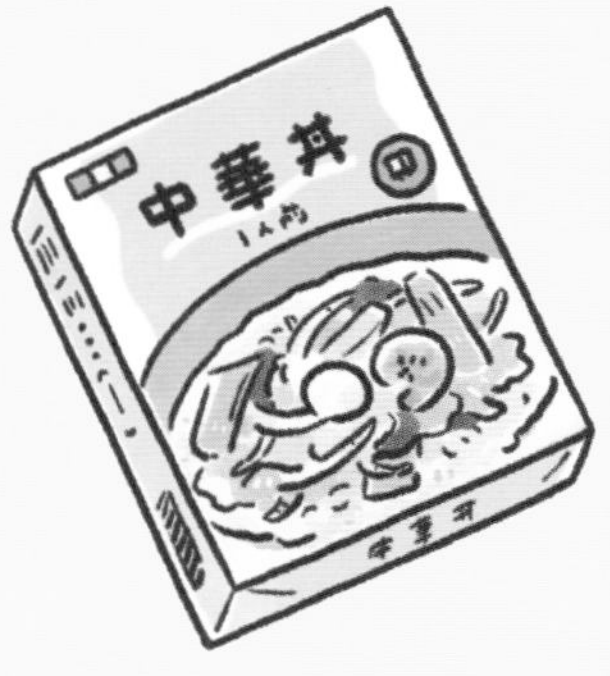

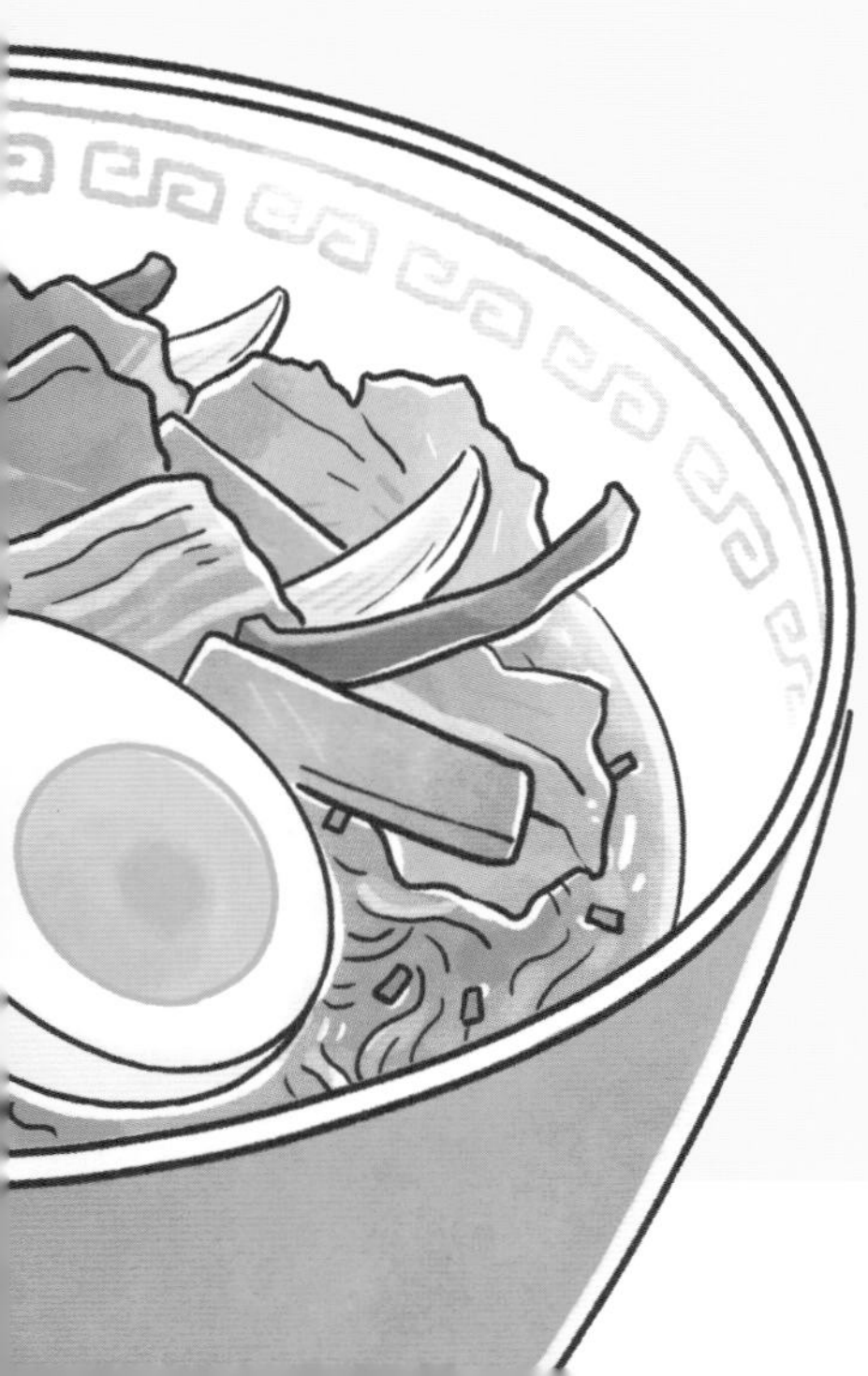

ちょい足し 3

中華料理のお惣菜

青椒肉絲《チンジャオロース》・回鍋肉《ホイコーロー》・麻婆豆腐など、肉や野菜が多めのお惣菜（各1人前）をのせれば中華風ラーメンになります。麻婆豆腐の場合は、最後に刻みネギをトッピングして野菜を補いましょう。

ちょい足し 4

シーフードミックス・エビ＋カット野菜

シーフードミックスまたはエビ（それぞれ冷凍可、約100g）とカット野菜（冷凍可、約120g）をフライパンで炒めてラーメンにのせます。このとき、シーフードミックスまたはエビにかたくり粉をまぶしておくと、やわらかい仕上げになります。冷凍食品を使う場合は、解凍してからペーパータオルで水分をとり、かたくり粉をまぶします。

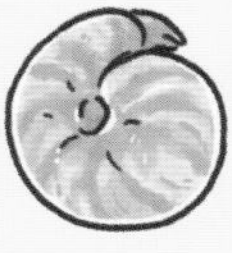

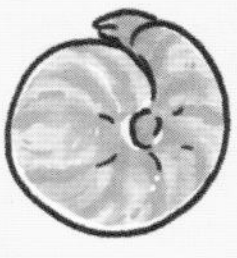

ひと工夫！

豚もも肉・アサリ（砂ぬき）・溶きたまごのいずれかと、カット野菜（冷凍可、約120g）をフライパンで炒めて、ラーメンと一緒に煮れば、栄養バランスが整います。

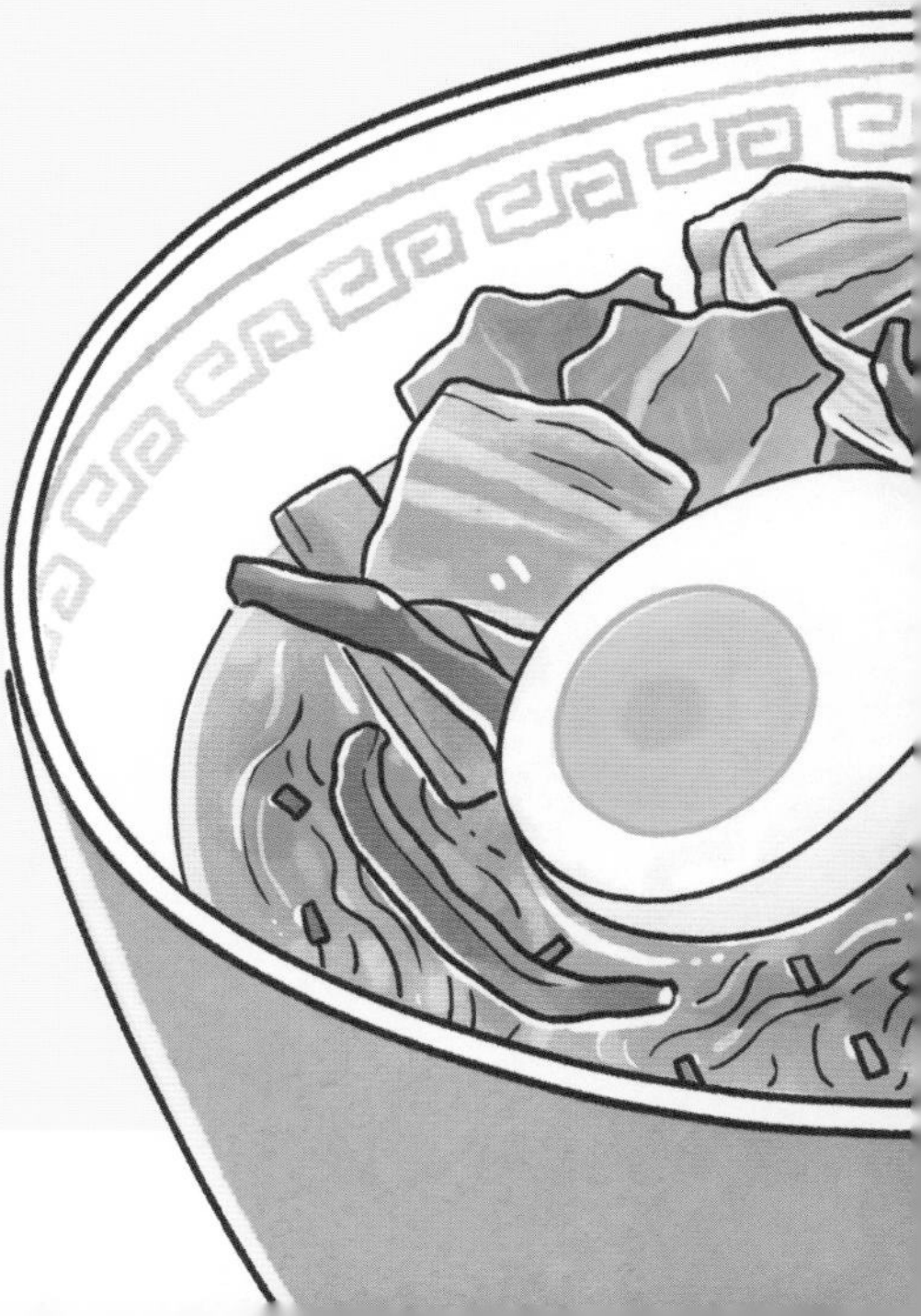

カップ麺にちょい足し

ゆでエビやツナ缶などのたんぱく質食品をちょい足ししてたんぱく質量をアップします。具材の量はカップ麺の容量をみて調整してください。

ちょい足し 1

カニ風味かまぼこ

お湯を注いだ後にカニ風味かまぼこ（1～2本）をほぐしてから入れます。

ちょい足し 2

魚肉ソーセージ

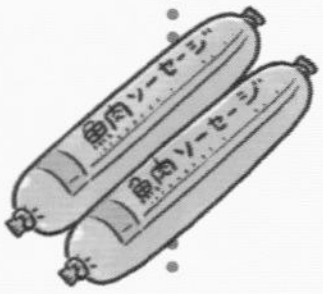

お湯を注いだ後にスライスした魚肉ソーセージ1／2本を入れます。

ちょい足し 3

ゆでエビまたはシーフードミックス

お湯を注いだ後にゆでエビ（冷凍可、約50g）またはシーフードミックス（冷凍可、約50g）を入れます。冷凍食品の場合は電子レンジで温めてから使ってください。

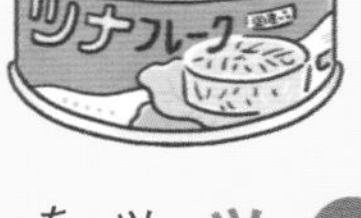

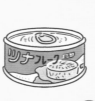

ちょい足し 4

ツナ缶

ツナ缶（ノンオイル、1／2缶）を汁ごと入れてからお湯を注ぎます。味が濃いようでしたら、お湯を多めにしましょう。

ちょい足し 5

たまご

お湯を注いだ後、ゆでたまご、温泉たまご（各1個）、うずらのたまご（2～3個）の中からいずれかを選びそのまま入れます。

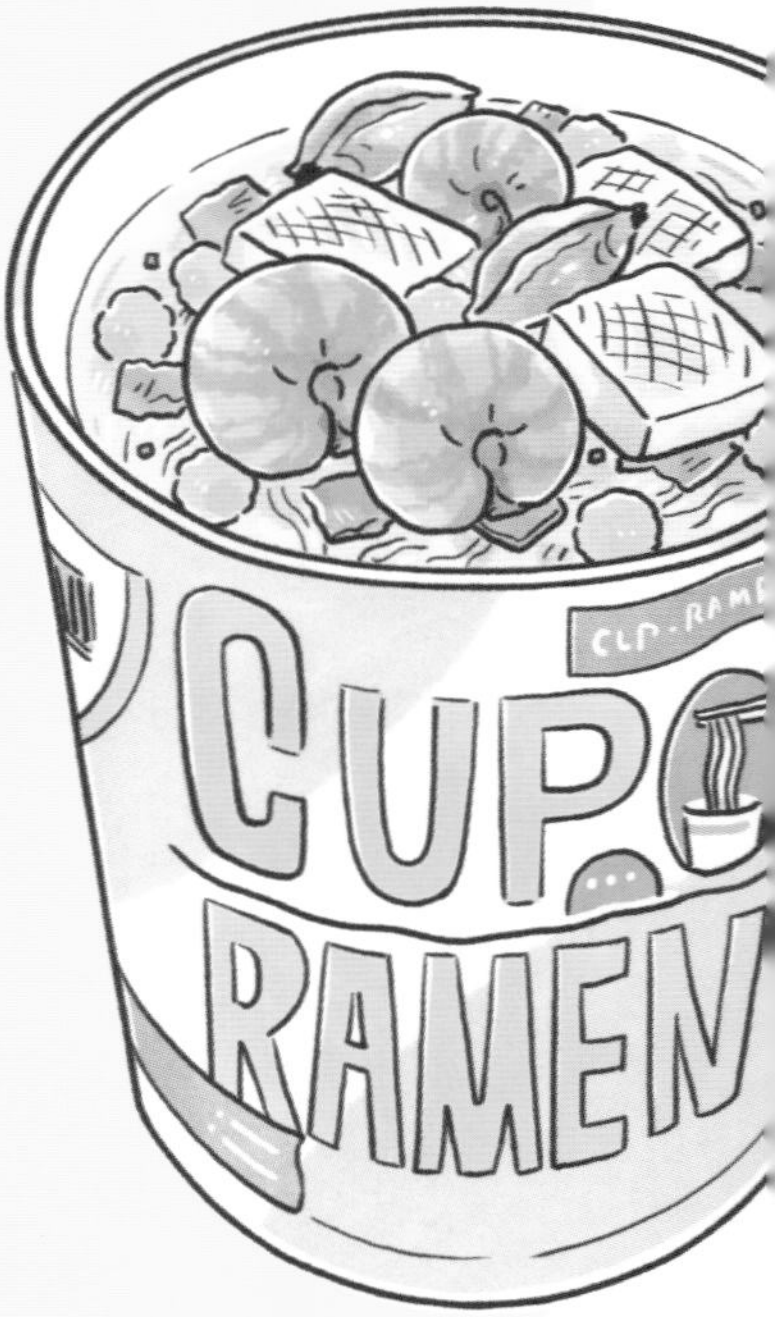

カップ焼きそばにちょい足し

カップ焼きそばも
主菜と副菜にあたる食品を
混ぜ合わせると栄養バランスが整います。
ちょい足しするのが冷凍食品の場合は
電子レンジで温めてから使います。

ちょい足し 1

魚肉ソーセージ＋青菜のおひたし

お湯を切った焼きそばに、スライスした魚肉ソーセージ(1／2本)と、ほうれん草など青菜のおひたしを混ぜればできあがり。

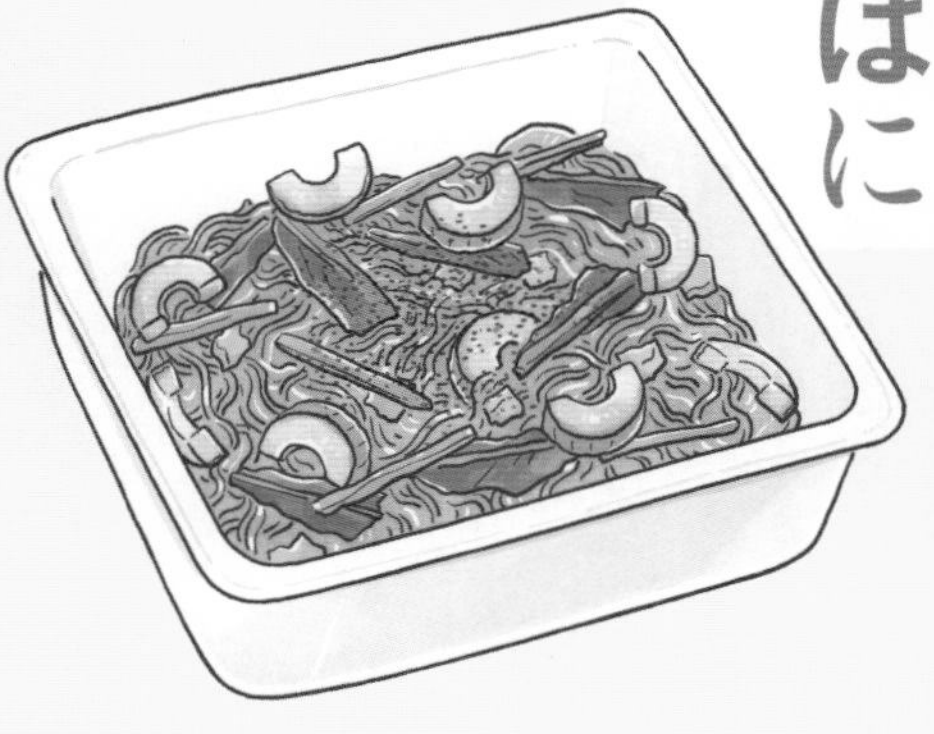

ちょい足し 2

中華丼の具・八宝菜の具

お湯を切った焼きそばに、レトルトの中華丼の具または八宝菜の具(1人分)をのせるだけで、あんかけ五目焼きそばができあがり(付属のソースは使いません)。

ちょい足し 3

ちくわ＋青菜のおひたし

お湯を切った焼きそばに、スライスしたちくわ(1本)と、ほうれん草など青菜のおひたしを混ぜれば、主菜と副菜がそろいます。

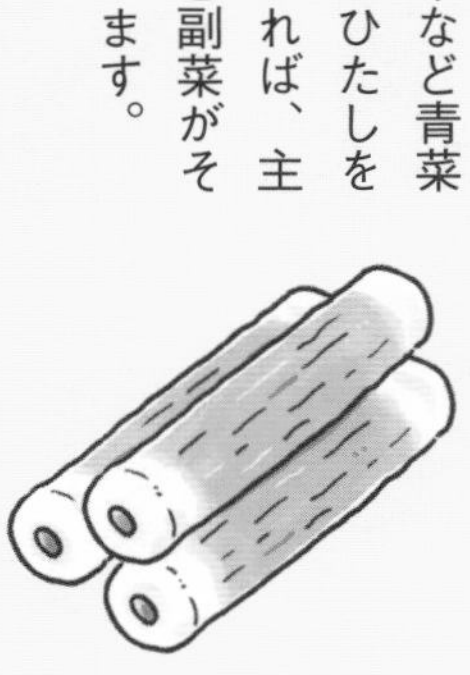

ちょい足し 4

温泉たまご＋青菜のおひたし

お湯を切った焼きそばに、温泉たまご(1個)と、ほうれん草など青菜のおひたしを混ぜればできあがり。

インスタントの味噌汁にちょい足し

インスタント味噌汁(生味噌・フリーズドライ)にたんぱく質食品を足します。刻みネギや青菜のおひたしなど野菜(冷凍可)をくわえると栄養バランスも整います。冷凍食品の場合は電子レンジで温めてから使います。

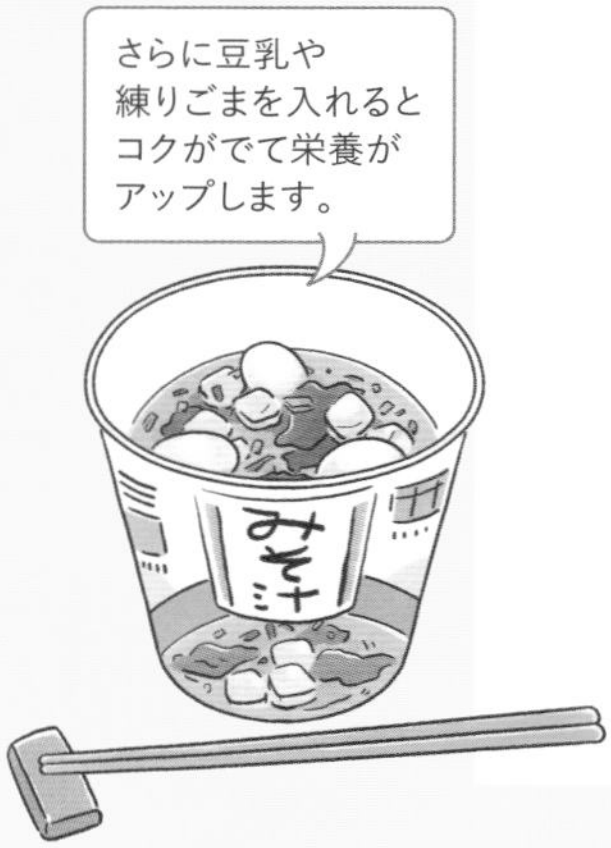
さらに豆乳や
練りごまを入れると
コクがでて栄養が
アップします。
みそ汁

ちょい足し 1

魚介の缶詰＋青菜のおひたし

カニ・アサリなどお好みの魚介の缶詰(1缶、汁の使用はお好みで)と、青菜のおひたしを入れてお湯を注げばできあがり。

ちょい足し 2

豆腐・生湯葉＋刻みネギや青菜のおひたし

角切りにした豆腐（小パック1個、60～70g程度）または生湯葉（約50g）と、青菜のおひたしや刻みネギをくわえてお湯を注ぎます。豆腐は電子レンジで温めてから入れると冷めずにいただけます。

ちょい足し 3

お麩・削り節・しらす干し・桜エビ＋青菜のおひたし

お湯を注ぐ前にお麩（2～3個）・削り節・しらす干し・桜エビ（素干し）のいずれか1つ（ひとつまみ程度）と、ほうれん草など青菜のおひたしをくわえます。

ちょい足し 4

ひきわり納豆＋刻みネギや青菜のおひたし

お湯を注ぐ前にひきわり納豆（1パック）と、刻みネギや青菜のおひたしをくわえます。

インスタントのスープにちょい足し

インスタントのスープもたんぱく質食品をちょい足しするだけで、手軽にたんぱく質がとれます。冷凍食品の場合は、電子レンジで温めてから使います。

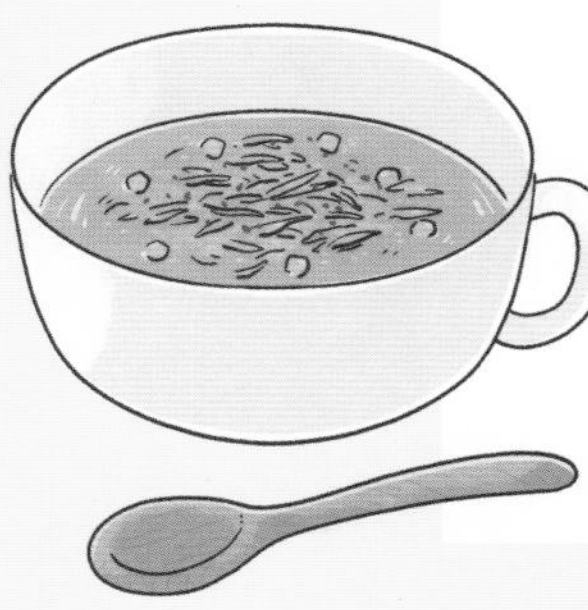

ちょい足し 1 中華風スープに「餃子またはシューマイ」

中華風スープにお湯を注ぎ、電子レンジで温めたお惣菜の餃子またはシューマイ（各2〜3個）を入れます。冷凍餃子や冷凍シューマイを使ってもOKです。

ちょい足し 2 オニオンスープに「コンビーフ缶・魚の缶詰」

オニオンスープにほぐしておいたコンビーフ（1／2缶）またはツナ・サバなど魚の缶詰（1／2缶）を汁ごとくわえて、お湯を少し多めに注ぎます。

ちょい足し 3 わかめスープに「豆腐」

わかめスープに角切りにした豆腐（小パック1個）をくわえてお湯を注ぎます。豆腐を電子レンジで温めれば冷めずにいただけます。

ちょい足し 4 ポタージュスープに「牛乳または豆乳」

粉末のポタージュスープに、温めた牛乳または豆乳をお湯の代わりに注ぎます。

ちょい足し 5 コンソメスープに「ちくわ」

コンソメスープに、切ったちくわ（1／2本）を入れてお湯を注ぎます。

レトルトカレーにちょい足し

レトルトカレーはごはんさえあればすぐに食べられる便利な食品です。
ですが、たんぱく質が少し足りていないので、
それをちょい足しするとたんぱく質が豊富な食事に早変わりします。
ちょい足しするのが冷凍食品の場合は電子レンジで温めてから使います。

ちょい足し 1

サラダチキン

ほぐしたり、薄くスライスしたサラダチキン（1パック）をカレーにのせます。

ちょい足し 2

ゆでエビ・ゆでホタテ・シーフードミックス

ゆでエビ・ゆでホタテ・シーフードミックスの中からお好みのもの（冷凍可、約100g）を選び、カレーにのせます。

ちょい足し 6

ツナ缶・サバ缶・鮭缶

ツナ缶・サバ缶・鮭缶などお好みの水煮缶（1缶、汁は除く）を選んでほぐしてのせます。残った缶詰の汁はお湯で薄めてスープとしていただきましょう。

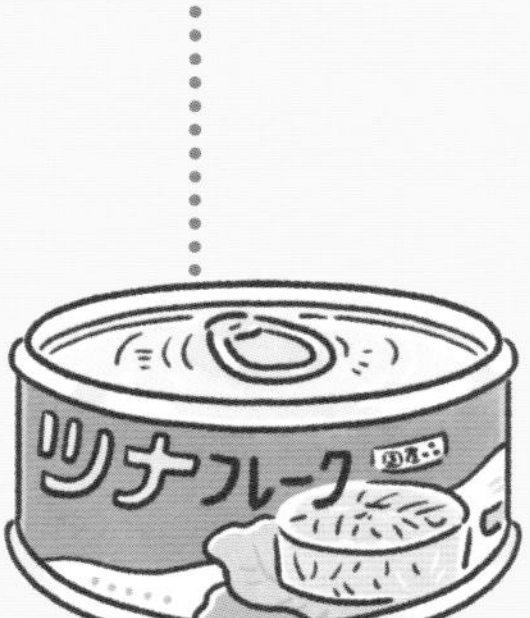

ちょい足し 7

コンビーフ缶

ほぐす、もしくは角切りにしたコンビーフ（1／2缶）をカレーにのせます。

ちょい足し 3

焼き豆腐

角切りにした焼き豆腐（1／3丁、約100g）をカレーにのせます。量はお好みで増やしてください。

ちょい足し 4

ゆでたまご・たまご焼き・生たまご

ゆでたまご（1個）、またはお惣菜のたまご焼きをカレーにのせます。生たまご（1個）を割り入れてもOKです。

ちょい足し 5

お惣菜

唐揚げ、ハンバーグ、肉じゃが、青椒肉絲、回鍋肉など、カレーにはいろいろなお惣菜が合います。お好みのお惣菜（各1人前）を選んで、カレーに盛りつけましょう。お惣菜は電子レンジで温めてから使うと、おいしくいただけます。

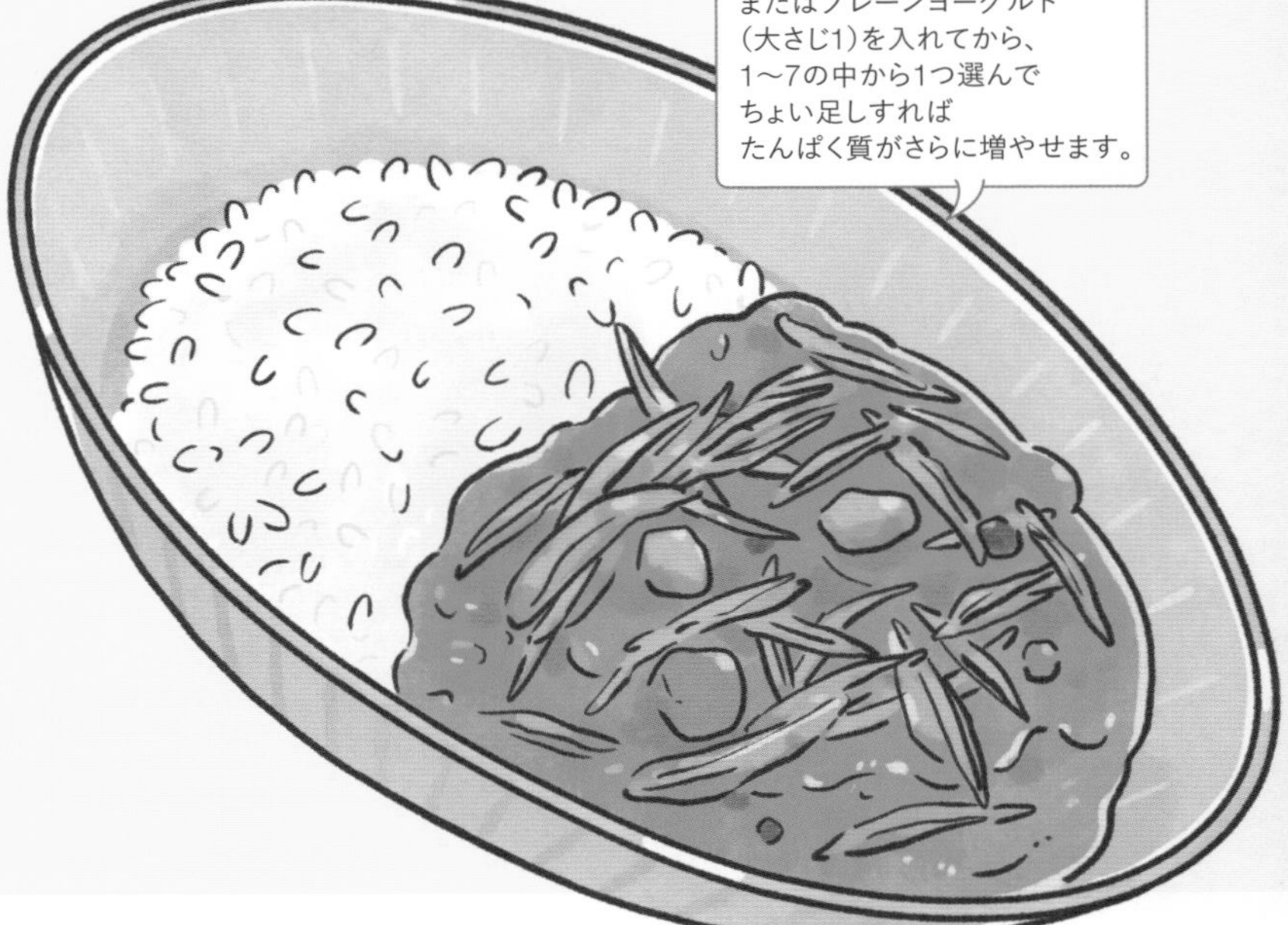

粉チーズ（小さじ1〜2）、
またはプレーンヨーグルト
（大さじ1）を入れてから、
1〜7の中から1つ選んで
ちょい足しすれば
たんぱく質がさらに増やせます。

冷凍スパゲッティにちょい足し

冷凍スパゲッティもたんぱく質食品をちょい足しするだけで、主食と主菜を兼ねた食事になります。くわえて、サラダなどの野菜料理を用意すれば主食・主菜・副菜がそろいます。

ちょい足し 1

ナポリタンに「アサリ缶・ソーセージ」

電子レンジで加熱したナポリタンにアサリ缶（1缶、汁の使用はお好みで）またはスライスしたソーセージ（1本）のいずれかをのせます。

ちょい足し 2

たらこスパゲッティに「納豆＋青菜のおひたし」

電子レンジで加熱したたらこスパゲッティに、納豆（1パック）と青菜のおひたしをくわえれば、栄養バランスが整います。

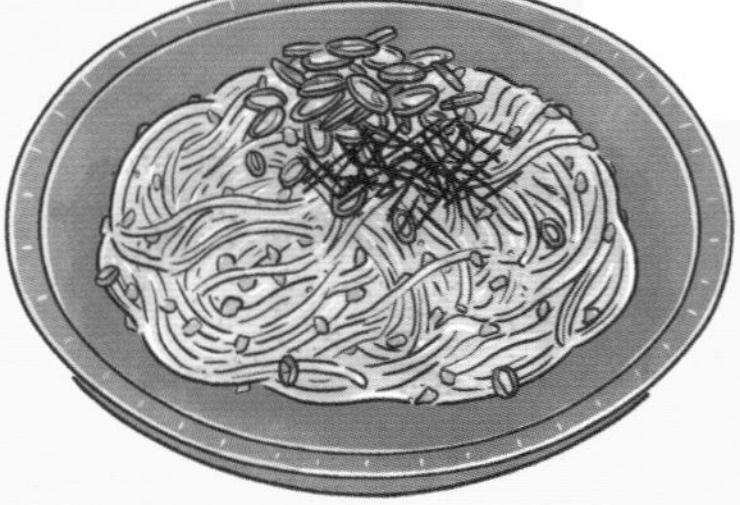

ちょい足し 3

ジェノベーゼスパゲッティに「サラダチキン・ツナ缶」

電子レンジで加熱したジェノベーゼスパゲッティに、スライスしたサラダチキン（1パック）またはツナ缶（1缶）を汁ごとからめます。

ちょい足し 4

カルボナーラに「ゆでエビ・生たまご・魚の缶詰・生湯葉」

電子レンジで加熱したカルボナーラに、ゆでエビ（約100g）・生たまご（1個）・魚の缶詰（1缶、汁の使用はお好みで）・生湯葉（約50g）のいずれかを選びくわえます。生たまごは割り入れます。

かけそばやざるそばにちょい足し

おそばも単品で食べると主菜と副菜が足りていません。
そこで、栄養バランスを整えるために、おそばにたんぱく質食品と野菜料理を組み合わせましょう。
もちろん、うどんでもOKです。

ちょい足し 1

かけそばに「納豆・生湯葉＋青菜のおひたしや刻みネギ」

かけそばに、納豆（1パック）または生湯葉（約50g）と、ほうれん草など青菜のおひたしや刻みネギをのせます。

ちょい足し 2

かけそばに「削り節・干しエビ・じゃこ＋青菜のおひたしや刻みネギ」

かけそばに削り節（ひとつまみ程度）・干しエビ（小さじ1～2）・じゃこ（小さじ1～2）のいずれかと、ほうれん草など青菜のおひたしや刻みネギをのせます。

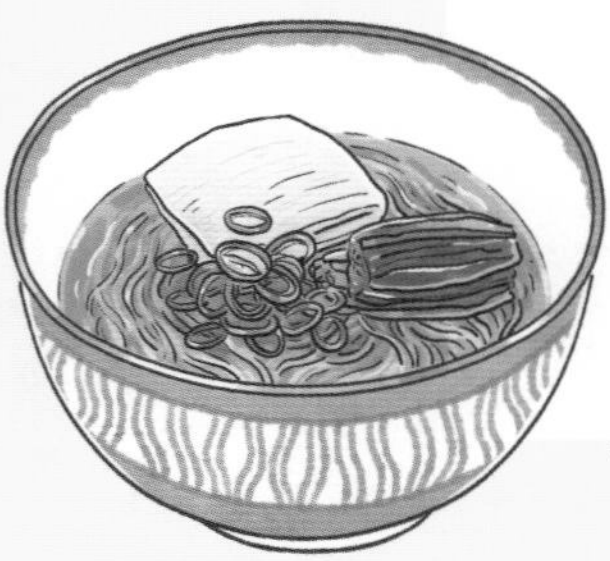

ちょい足し 3

かけそばに「魚の缶詰＋青菜のおひたしや刻みネギ」

かけそばに、イワシやサバなどの魚の水煮缶（1缶、汁の使用はお好みで）を軽くほぐしてから入れ、ほうれん草など青菜のおひたしや刻みネギをのせます。

ちょい足し 4

ざるそばのつけつゆに「生たまご・魚の缶詰」

ざるそばのつけつゆに、生たまご・イワシやサバなどの魚の水煮缶（適量、汁の使用はお好みで）のいずれかをくわえます。めんつゆを薄めるときは水に代えて豆乳を使うのもおすすめ。

ポテトサラダにちょい足し

たんぱく食品をくわえれば栄養が豊かな副菜になります。分量はお惣菜のポテトサラダ1人分を想定していますが、お好みで足す量を調整してください。魚の缶詰やサラダチキンなどを混ぜ合わせる場合は、ポテトサラダ2に対してちょい足し食品は1が目安です。

ちょい足し 1

魚の缶詰

サバ・鮭・イワシの中からお好みの魚の水煮缶（汁は除く）を選んで混ぜ合わせます（ポテトサラダ2に対して、缶詰は1の割合で）。

ちょい足し 2

温泉たまご

温泉たまご（1個）をポテトサラダにのせます。ざっくり混ぜても美味です。

ちょい足し 6

干しエビ・じゃこ・しらす干し・桜エビ

干しエビ、じゃこ・しらす干し・桜エビ（素干し）のいずれか1つ（小さじ1〜2）を選び、ポテトサラダにかけていただきます。

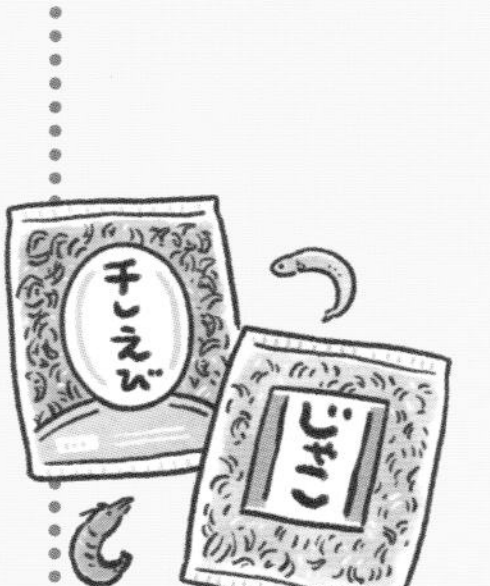

ちょい足し 7

鮭フレーク

鮭フレーク（小さじ1〜2）をかけていただきます。塩分過多にならないようかけすぎに注意しましょう。

ちょい足し 8

コンビーフ

角切りもしくはほぐしたコンビーフを混ぜ合わせます（ポテトサラダ2に対してコンビーフは1で）。

ちょい足し 3

スモークサーモン・生ハム

スモークサーモン（1～2切れ）または生ハム（1～2枚）を適当な大きさに切って混ぜ合わせるか、スモークサーモンまたは生ハムでポテトサラダをくるんでいただきましょう。

ちょい足し 4

チーズ

6個入りのプロセスチーズなら1個、モッツァレラチーズなら約20gを細かく切って使い、粉チーズなら大さじ1をポテトサラダと混ぜ合わせます。

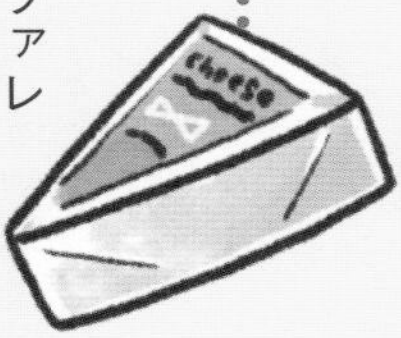

ちょい足し 5

サラダチキン

薄くスライスしたサラダチキンをしっかりと混ぜ合わせます（ポテトサラダ2に対して、サラダチキンは1の割合で）。

ちょい足し 9

煮大豆・枝豆

煮大豆（小さじ1～2）または枝豆（ゆで、小さじ1～2）を混ぜ合わせます。煮大豆は水煮缶を、枝豆は冷凍食品を使うと便利です。冷凍食品の場合は電子レンジで温めてから使います。

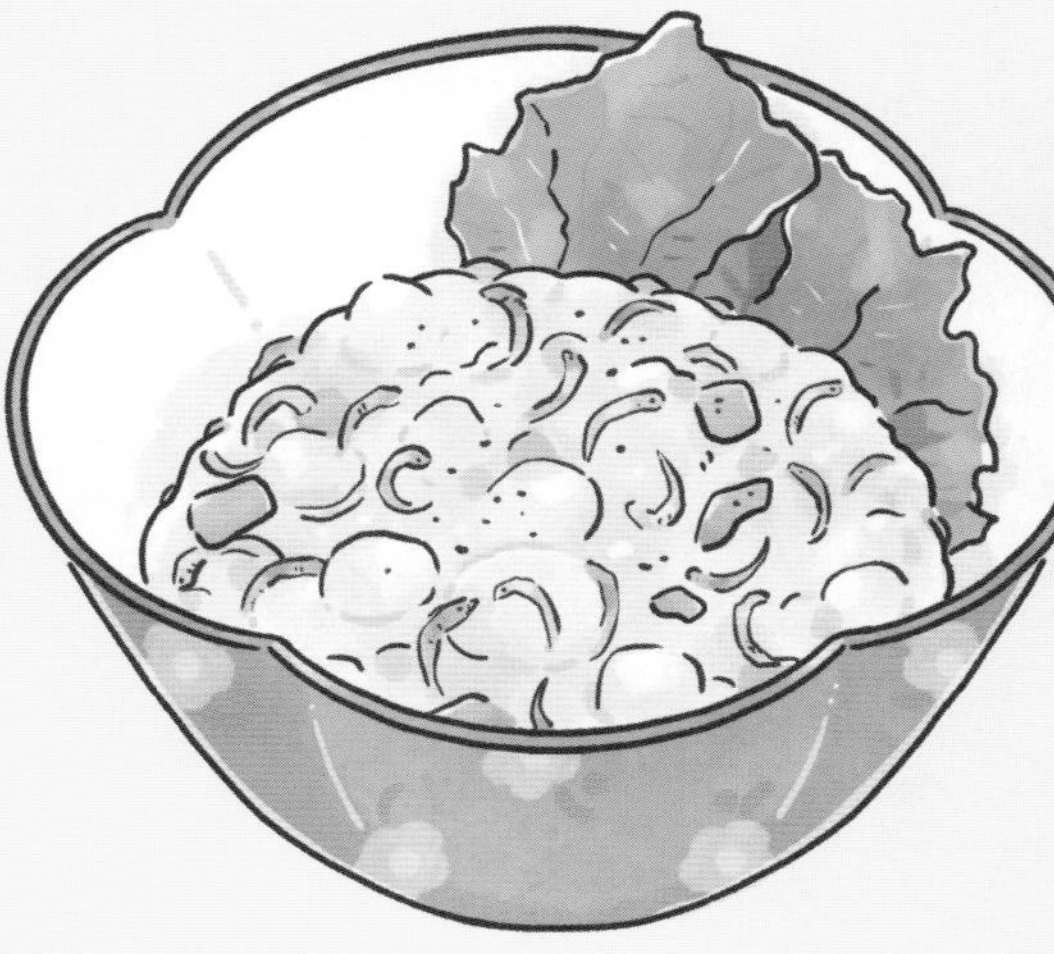

冷凍の炒飯やピラフにちょい足し

冷凍の炒飯やピラフには具材が入っていますが、たんぱく質が不足気味なのでちょい足しで補いましょう。炒飯やピラフを電子レンジで解凍する場合は温めた後にちょい足しすればＯＫで、炒める場合は一緒に炒めましょう。

ちょい足し 1

缶詰

ツナ缶やアサリ缶などの魚介の缶詰、またはささみ缶や焼き鳥缶などの肉の缶詰の中から、お好みの1缶（汁は除く）を選んで、ほぐしてから炒飯やピラフに混ぜ合わせます。

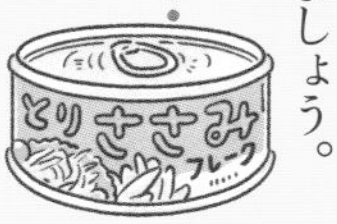

ちょい足し 2

ちくわ

スライスしたちくわ（1本）を混ぜ合わせます。

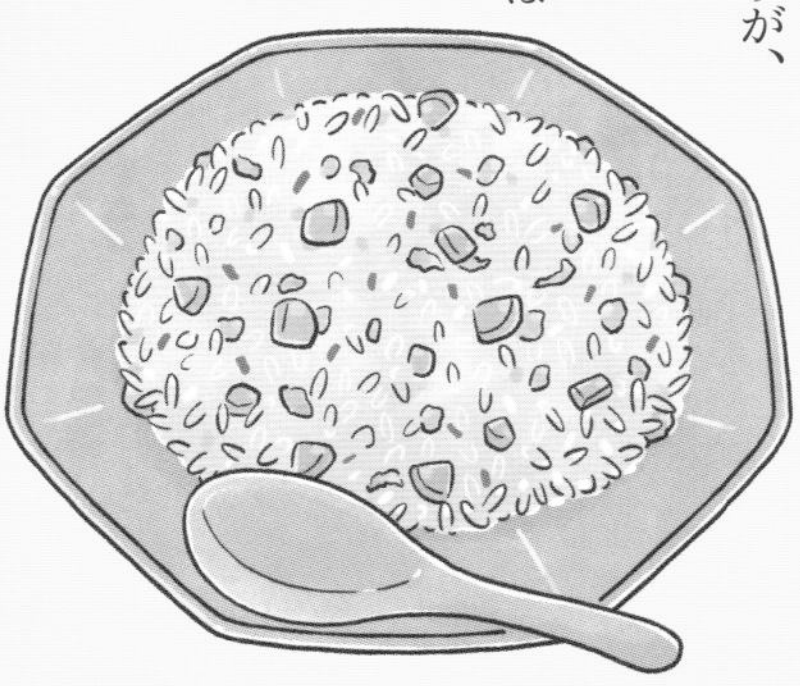

ちょい足し 3

サラダチキン

ほぐしたり、薄くスライスしたサラダチキン（1パック）を混ぜ合わせます。

ちょい足し 4

シーフードミックス

シーフードミックス（冷凍可、約100g）を混ぜ合わせます。

ちょい足し 5

魚肉ソーセージ

スライスした魚肉ソーセージ1本（約90g）を混ぜ合わせましょう。

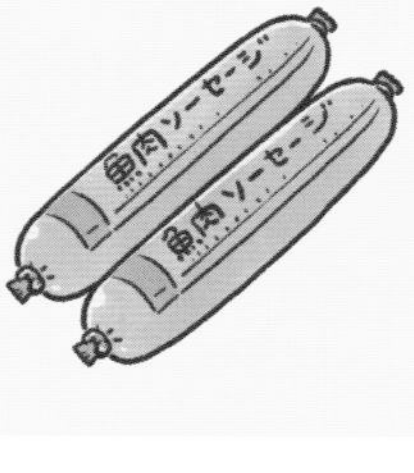

わかめや野菜の酢のものにちょい足し

お酢には食欲増進効果もあり、食欲がないときにもおすすめです。目安の分量はお惣菜の酢のもの1人分を想定していますが、魚の缶詰やシーフードミックスなどを混ぜ合わせる場合は、酢のもの3に対してちょい足し食品を1にするのが目安です。

ちょい足し1 生湯葉

生湯葉（約20g）をそのまま混ぜ合わせます。

ちょい足し2 シーフードミックス

シーフードミックス（冷凍可）を酢のもの3に対して1で混ぜ合わせます。冷凍の場合は電子レンジで温めてから使います。

ちょい足し3 煮大豆

大豆の水煮缶またはレトルトの煮大豆のいずれか（小さじ1～2）を選び混ぜ合わせます。

ちょい足し4 ツナ缶・ささみ缶

ツナ缶またはささみ缶のいずれか（汁は除く）を選び、酢のもの3に対して缶詰1で混ぜ合わせます。

ちょい足し5 干しエビ・じゃこ・しらす干し・桜エビ

干しエビ・じゃこ・しらす干し・桜エビ（素干し）のいずれか1つ（小さじ1～2）を選び、混ぜ合わせます。

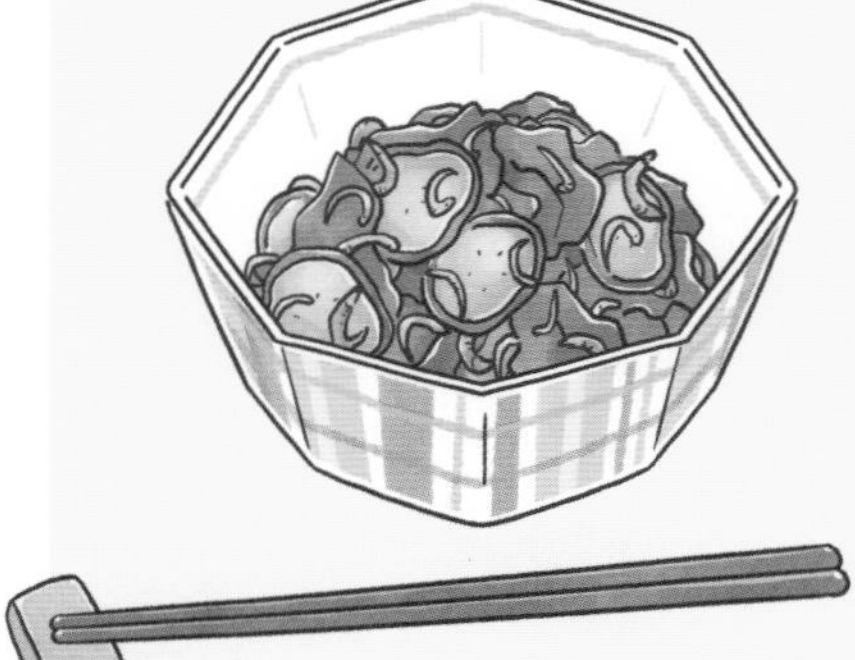

番外編

たんぱく質がとれるトーストの食べ方

第3章では、ちょい足しによって栄養バランスが整う食事法をお届けしましたが、最後に「朝食はトースト」という方へ、たんぱく質量が簡単に増やせる方法を紹介します。これをきっかけに、トーストにたんぱく質食品をぬったり、のせることを習慣化していきましょう。

（ パンにぬるだけ ）

☑ トーストしたパンに「**ピーナッツバター**」をぬるだけ。

☑ トーストしたパンに「**カテージチーズ**」（**裏ごしタイプ**）をぬるだけ。

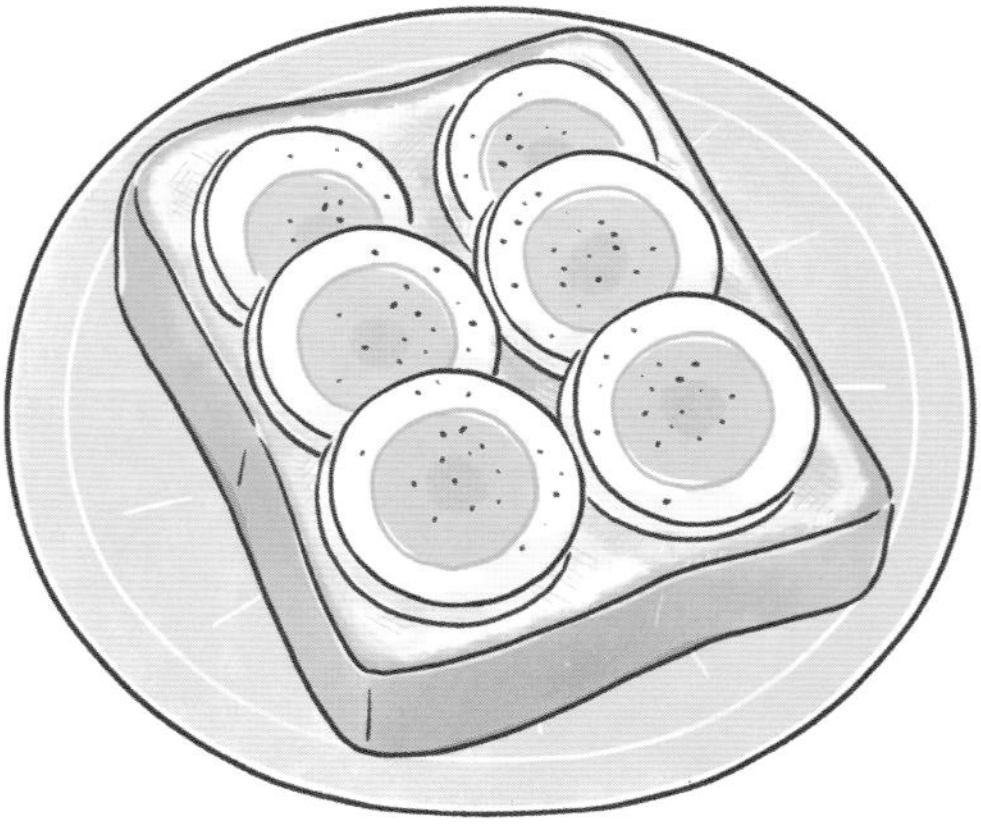

（ パンにのせるだけ ）

☑ トーストしたパンに**スライスしたゆでたまご・目玉焼き・たまご焼き・スクランブルエッグ**のいずれかをのせるだけ。

☑ トーストしたパンに**ささみ缶**をマヨネーズと和えてのせるだけ。

☑ トーストしたパンにお好みの**魚の缶詰または牡蠣**（オイル漬けの缶詰）をのせるだけ。

第4章

らくらく料理

アレンジ料理
主食二菜スープ
使いきりアイデア

たった
ひと手間で
栄養が整う

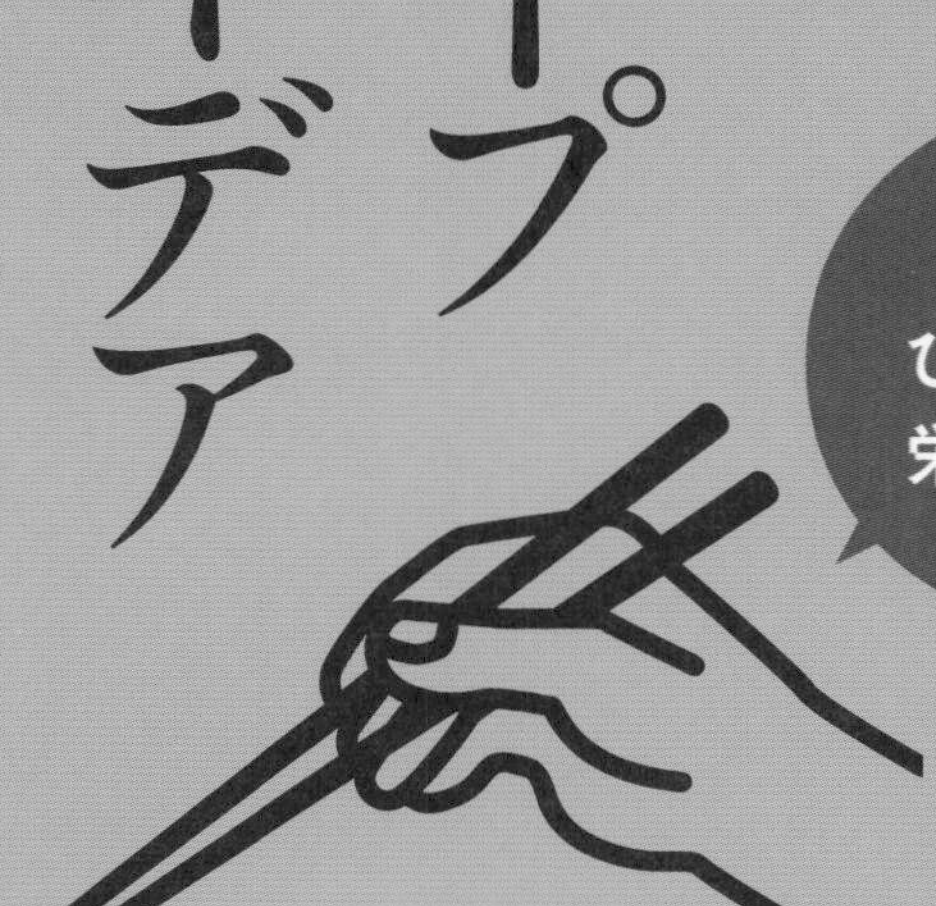

簡単アレンジ料理、主食二菜スープ、使いきりアイデアで栄養が整う

ひと手間で健康寿命がのばせる

この章では、そのままでも使えるたんぱく質が豊富な納豆・たまご・水産練り製品・魚の缶詰・豆腐を使ったアレンジ料理と、ひと皿で主食・主菜・副菜がそろう主食二菜スープ、さらには余ってしまいがちな食材を使いきれる方法を紹介します。

どれも、簡単に作ることができ栄養価も高いので、料理が苦手な方やひとり暮らしの高齢者はもちろん、夫婦だけの世帯にもおすすめです。

第3章の「ちょい足し」に比べると少しだけ手間はかかります。それでもかなり簡単な「ひと手間」ですので、ぜひお試しください。

まずは、P104～の「アレンジ料理」からはじめてみましょう。ここで紹介するものは、たんぱく質が豊富な食品にひと手間をくわえるだけで、おいしい主菜

のおかずになるよう工夫したレシピです。

その柱となるのが納豆や豆腐などの大豆製品、たまご、はんぺんやちくわなどの水産練り製品、ツナやサバなど魚の缶詰です。

これらの食品に野菜をくわえたり、チーズなどの乳製品をプラスすることで栄養価をさらに高めています。

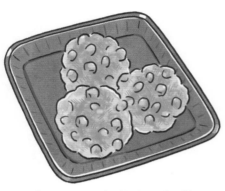

日本人にとって身近なたんぱく質食品の「納豆」を使った簡単アレンジ料理をP105で紹介。

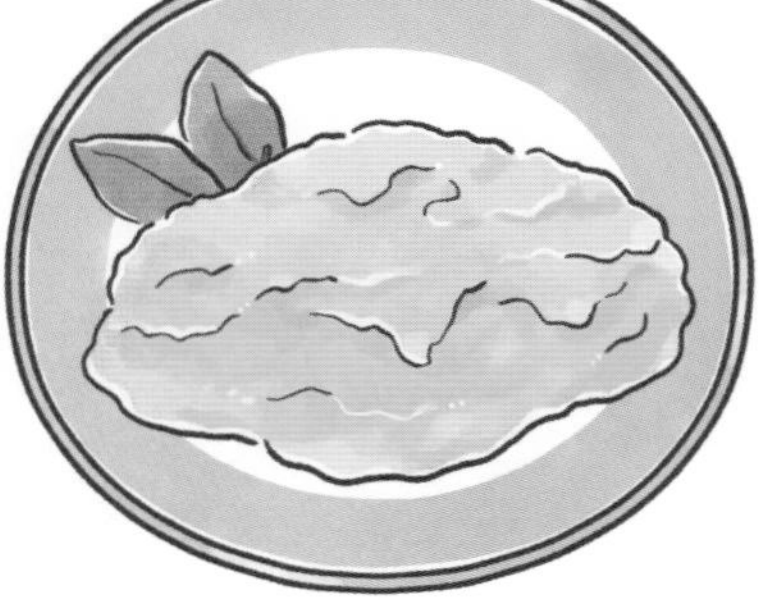

良質なたんぱく質食品の「たまご」を使った簡単アレンジ料理をP106–P107で紹介。

栄養が整う主食二菜スープと余らせがちな食材を使いきるアイデア

Ｐ112～で紹介する「主食二菜スープ」は、ひと皿で主食・主菜・副菜がそろう栄養バランスのよい料理です。Ｐ34で紹介した「かきくけこ、やまにさち」®の10品目もとりやすく、食品を鍋に入れて煮るだけなので、料理が面倒・苦手という方でも簡単に作ることができます。

まずはベースとなる野菜入りのスープ（3食分）を作り、自分の食べたい主菜（ささみ缶、ソーセージ、ツナ缶、うずらのたまご、温泉たまご、生たまご、豆腐、焼き豆腐、がんもどき、ちくわなど）を1食ごとに1品選んで入れます。

そして、お好みの主食（ごはん、麺類、パン、オートミール）を1品選び鍋に入れれば完成です。日々、食品や味を変えながら栄養満点のスープを楽しむことができます。

そして、Ｐ119～で紹介する「使いきりアイデア」は、余らせがちなたんぱく質食品を活用して、おいしく食べきる方法をご紹介します。ひとり暮らしの高齢者や夫婦だけの世帯では、スーパーでお買い得商品を買ったはいいけれど、量が多くて食べきれず、余らせて困ってしまうケースも多いのではないでしょうか？

代表的な「豚肉・牛肉、鶏肉、ブリ・鮭・タラ」をおいしく使いきれる方法を紹介しますので、ぜひお試しください。

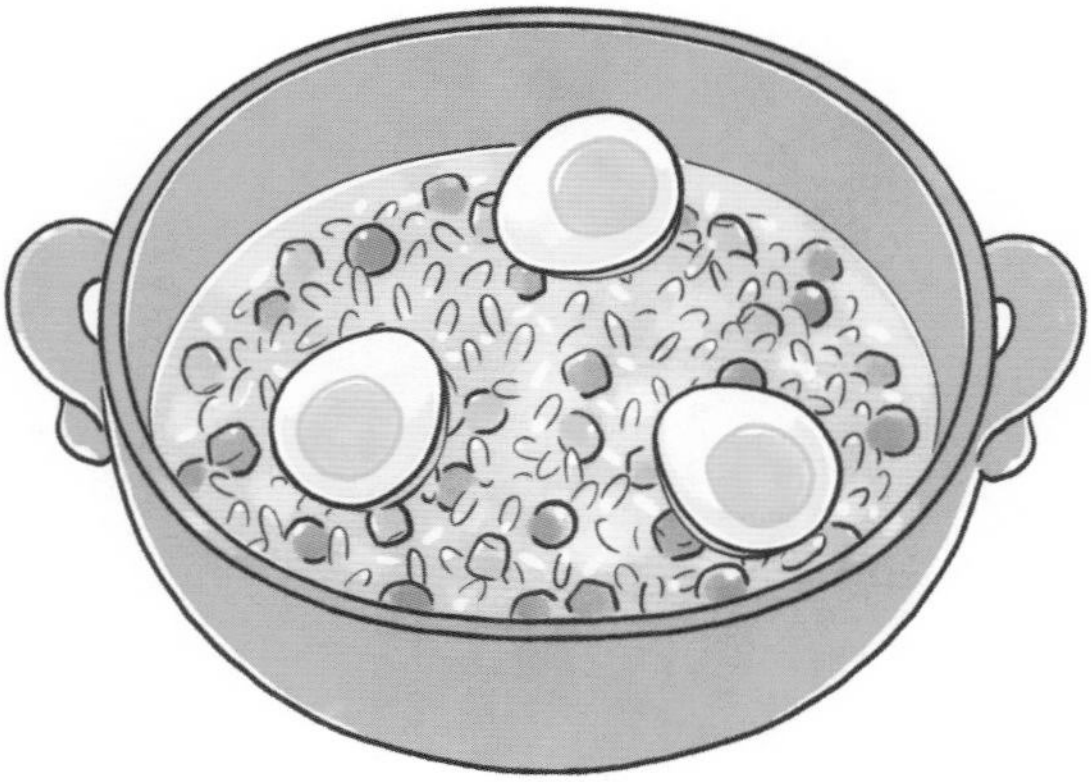

作っておいた野菜スープをベースに、主菜と主食をくわえるだけで栄養バランスが整う「主食二菜スープ」の簡単アレンジをP112－P118で紹介。

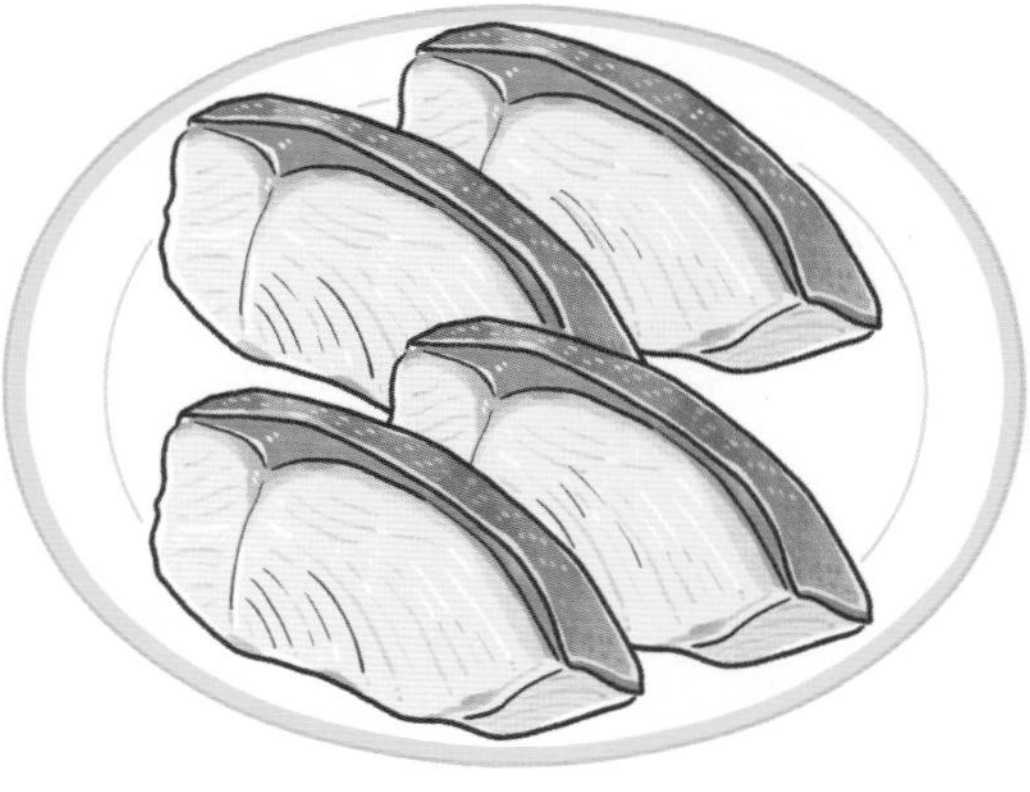

「豚肉・牛肉、鶏肉、ブリ、鮭・タラ」を残さず、おいしく使いきるレシピをP119－P127で紹介。

＊グリルやオーブンの焼き時間は機種によって異なります。様子を見ながら調整してください。
＊計量単位は、小さじ1は5ml、大さじ1は15ml、1カップは200mlです。
＊電子レンジは600Wを使用しています。

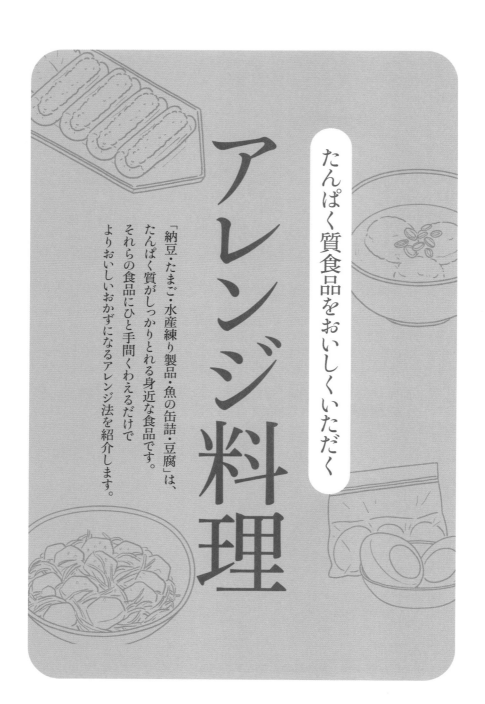

たんぱく質食品をおいしくいただく

アレンジ料理

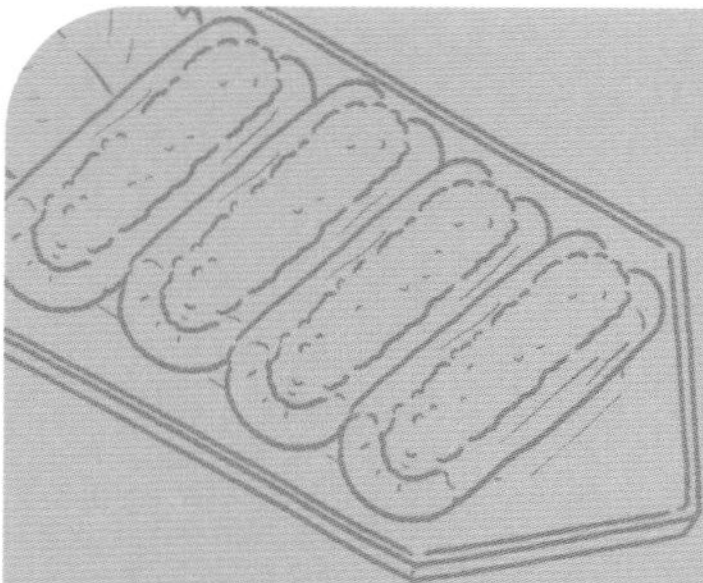

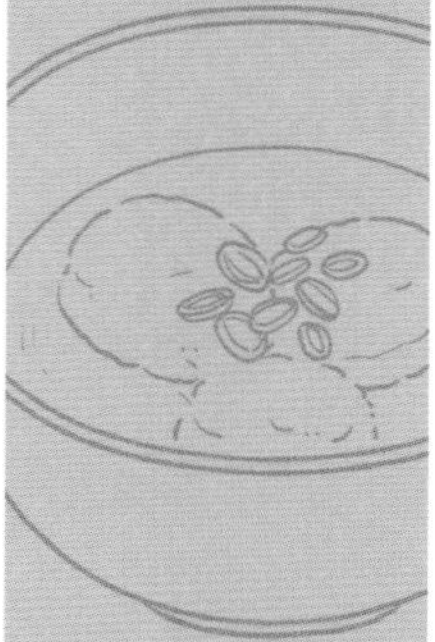

「納豆・たまご・水産練り製品・魚の缶詰・豆腐」は、
たんぱく質がしっかりとれる身近な食品です。
それらの食品にひと手間くわえるだけで
よりおいしいおかずになるアレンジ法を紹介します。

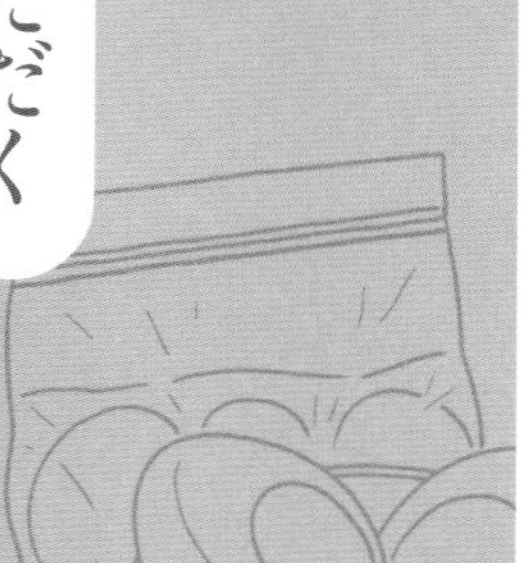

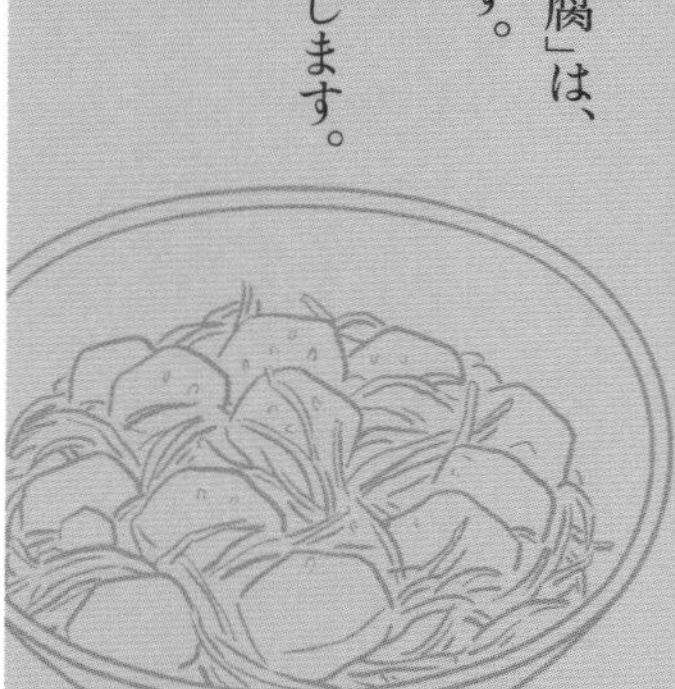

納豆

納豆はたんぱく質がとれるだけではなく、腸内環境も整えてくれますし、ひきわり納豆を使えばやわらかい仕上がりになります。
そこで、ひと手間かけるだけで納豆がおいしい主菜になる方法を紹介します。

ごま油の香りが食欲をそそる

粒コーン入り納豆のかき揚げ風

［材料（1食分）］
コーン缶 約60g（1／2缶）、納豆 1パック、小麦粉 大さじ1、ごま油 適量

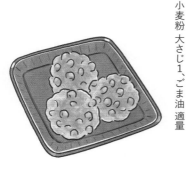

［作り方］
❶ ボウルにコーン、納豆、付属のタレ、小麦粉を入れてよく混ぜ合わせます。
❷ フライパンにごま油をひいて、スプーンで❶をすくい取って入れて、中火で焼き色がつくくらいまで焼けば完成。

パンにもごはんにも合う時短主菜

納豆とはんぺんのスプレッド風

［材料（1食分）］
はんぺん 1／2枚、ひきわり納豆 1パック、プロセスチーズ（6個入りの1個）

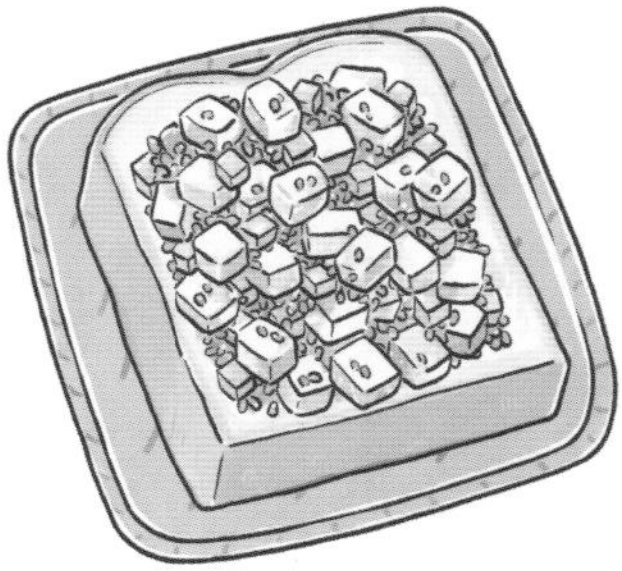

［作り方］
❶ はんぺんとプロセスチーズは小さく角切りにします。
❷ ❶と納豆（付属のタレはお好みで）をよく混ぜ合わせれば完成。
パンにのせても、ごはんにのせても美味です。

たまご

さまざまな料理に使えるたまごは貴重なたんぱく質食品です。ここでは日々の食事に取り入れてほしい、たまごのアレンジ料理を紹介します。たまごを溶く際に、すりおろした長いもをくわえると、やわらかくしっとりした食感になります。

電子レンジで2分！ トロトロ半熟たまご

味つけ半熟たまご（温泉たまご）

［材料（1食分）］
たまご 1個、
めんつゆ（濃縮タイプのものはパッケージの表示どおりに希釈し、好みの濃さに調整します）適量

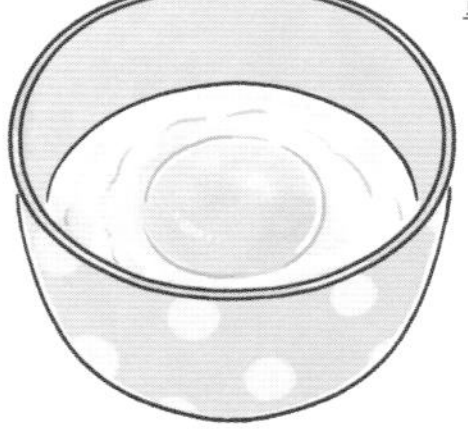

［作り方］
1. 耐熱のマグカップなどにたまごを割り入れ、爪楊枝で卵黄に2〜3箇所穴をあけます（加熱中の爆発防止のため）。
2. たまごがかぶるくらいまで、❶にめんつゆを注ぎ入れます。
3. 電子レンジ（600w）で、❷を約2分間（目安）、加熱すれば完成（余ったつゆは捨てて、たまごだけをいただきます）。かためが好みなら加熱時間を長めにします。

湯煎で作る失敗しないスクランブルエッグ

ふわふわスクランブルエッグ

［材料（1食分）］
たまご 2個、塩・こしょう 適量、
生クリーム 大さじ1

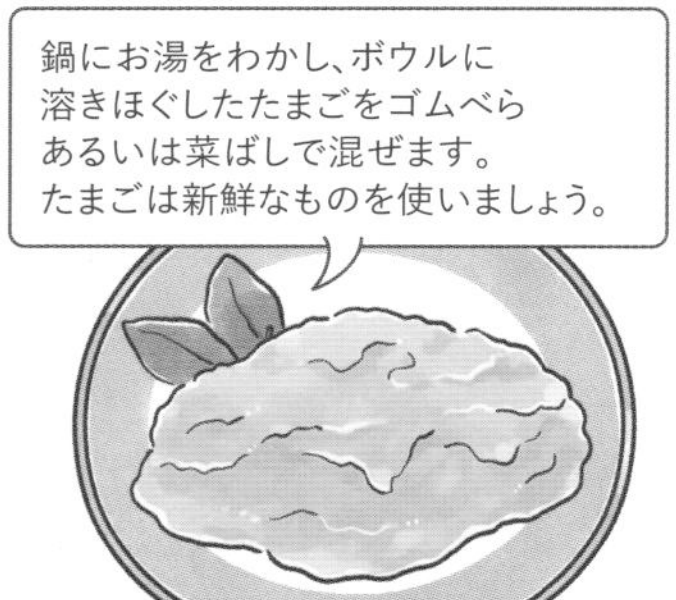
鍋にお湯をわかし、ボウルに
溶きほぐしたたまごをゴムべら
あるいは菜ばしで混ぜます。
たまごは新鮮なものを使いましょう。

［作り方］
1. 鍋にお湯をわかし、沸騰しない程度の火加減をキープします。
2. 鍋にはまるボウルを用意し、溶きたまご、塩・こしょう、生クリームを入れてしっかり混ぜます。
3. 火加減をキープした鍋に❷のボウルをのせ、たまごがふっくらになるまでかき混ぜれば完成。

時間とともに味がしっかりしみてうまみが増す

煮たまご（味つけたまご）

［材料（1食分）］
たまご 1個、
おでんのだし
（顆粒または液体）適量

［作り方］
❶ 鍋にたまごがひたるぐらいの水を入れ、沸騰したらたまごを入れて、ゆでます。
＊目安は半熟なら約8分、固ゆでなら約11分。
❷ ゆであがったたまごを冷水にひたして冷ましてから殻をむきます。
❸ おでんのだしをパッケージの表示どおりの濃度（おでんと同じ濃度）に希釈して鍋で一度温め、冷まします。
❹ チャック付きの保存袋にゆでたまごと❸を入れて、冷蔵庫で1時間ほどおいたら完成。
＊冷蔵庫で2～3日保存できるので、何個かまとめて作るのがおすすめです。

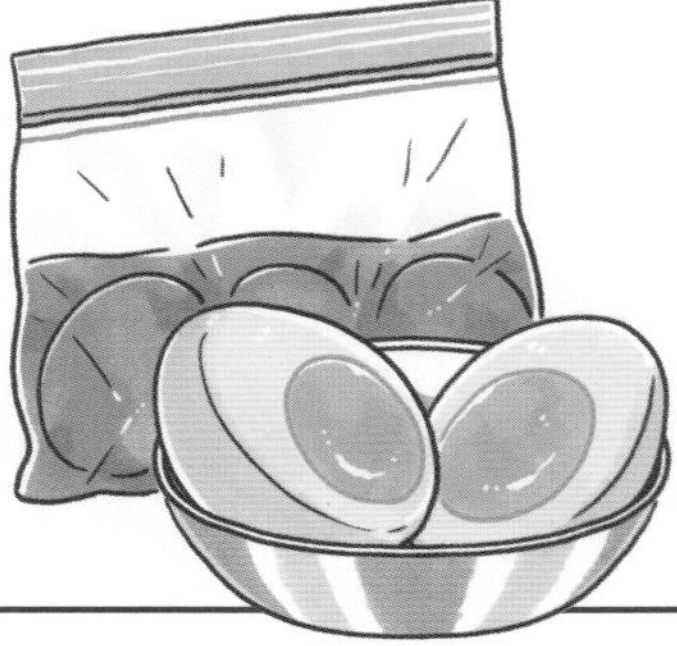

オーブンで加熱するだけでできる

オーブンで作るオムレツ

［材料（2～3食分）］
たまご 4個、
冷凍ミックスベジタブル 100g、
長いも 30g、
粉チーズ 大さじ2、
塩・こしょう 適量

［作り方］
❶ 長芋をすりおろします。
❷ ボウルにたまごを溶きほぐし、❶と冷凍ミックスベジタブル、粉チーズを入れて、塩・こしょうをしてからよく混ぜ合わせます。
❸ 油をひいた耐熱皿に❷を流し入れ、予熱したオーブン（180°C）で約20分加熱します。
オーブンの機種によって加熱時間は異なりますので、様子を見て調整してください。
❹ 焼き色がついたら取り出し、竹串を刺して卵液がつかなくなったら完成。
＊冷蔵庫で2～3日保存できるので、2～3回に分けて食べるのがおすすめです。

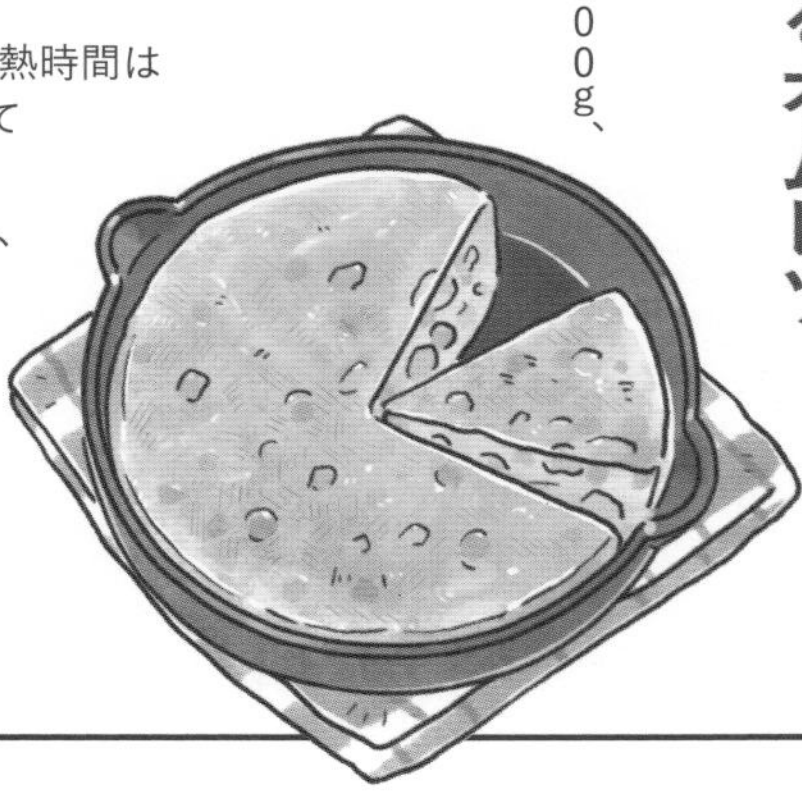

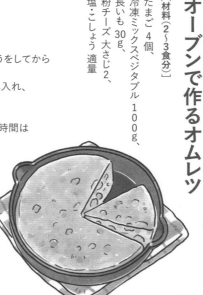

水産練り製品

魚を原材料とする水産練り製品も
使いやすく便利なたんぱく質食品です。
ここでは「はんぺん・ちくわ」を
使った簡単アレンジ料理を紹介します。

ふわふわ食感が楽しい
たんぱく質たっぷりの汁もの

ふわふわ汁

［材料（2～3食分）］
はんぺん 1枚、
豆腐 150g（約1／2丁）、
かたくり粉 大さじ3、
めんつゆ 400ml
（濃縮タイプのものはパッケージの表示どおりに希釈し好みの濃さに調整します）

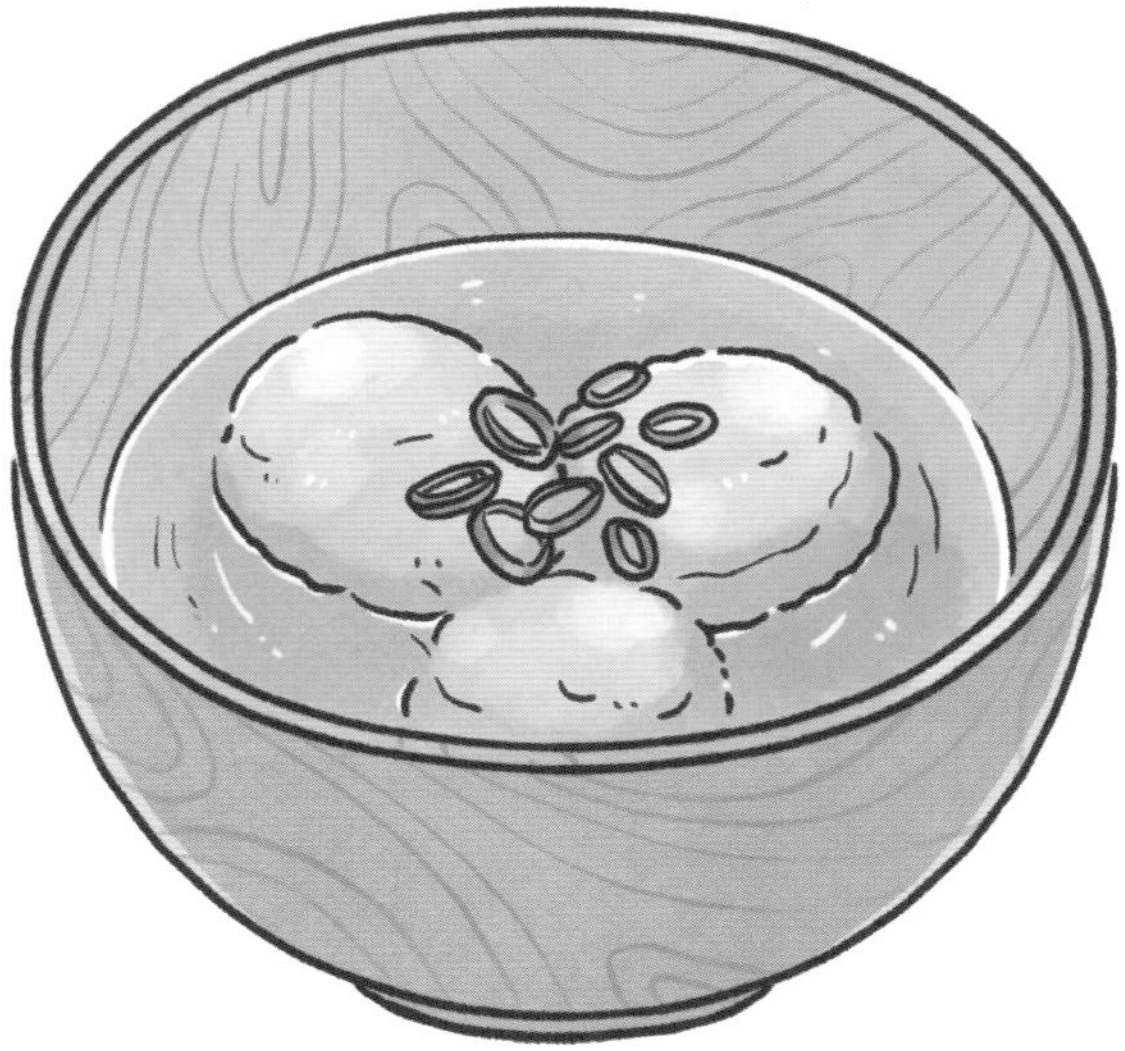

［作り方］

❶ はんぺん、豆腐、かたくり粉をポリ袋に入れて揉み込んで、なめらかになるまでよく混ぜ合わせます（すり鉢やフードプロセッサーでも可）。

❷ 鍋でめんつゆを煮立て、❶をスプーンですくい取って入れ、ひと煮立ちさせれば完成。お好みで刻みネギ（分量外）を入れます。

はんぺんのたんぱく質にひじきの食物繊維をプラス

はんぺんのひじき煮和え

［材料（2〜3食分）］
はんぺん 1枚、
ひじきの煮もの 適量（スーパーのお惣菜でOK）

［作り方］
❶ はんぺんを食べやすい大きさに切ります。
❷ ボウルに❶と
お好みの分量のひじき煮を入れて、
よく混ぜ合わせれば完成。

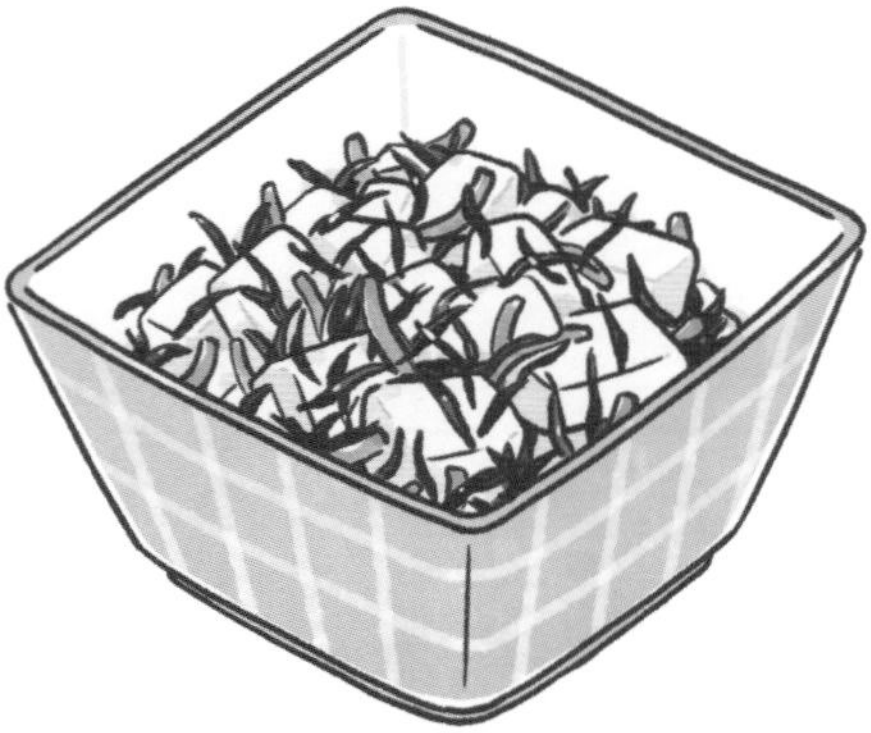

カテージチーズでマイルドな味わいに

カテージチーズ入りちくわ

［材料（1〜2食分）］
ちくわ 1本、
カテージチーズ 大さじ2

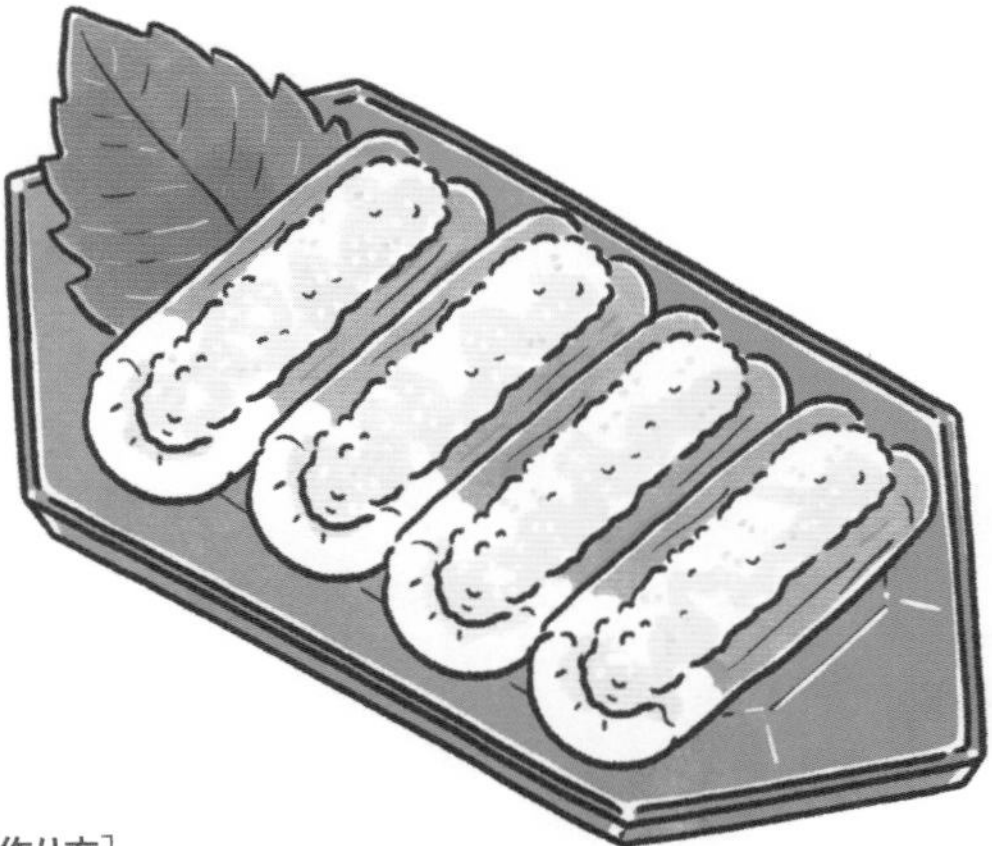

［作り方］
❶ ちくわを縦半分に切ります。
❷ ちくわの溝の部分にカテージチーズを詰め、
食べやすい大きさに切れば完成。

魚の缶詰

魚の缶詰はたんぱく質のほか、
DHA、EPAを含む良質な油、
カルシウム、ビタミンDと栄養素が盛りだくさん。

温泉たまごでたんぱく質を補強

ユッケ風ツナ

［材料（1食分）］
ツナ缶 1缶（サバ缶でもOK）、
温泉たまご 1個

［作り方］
1. ボウルにツナ缶を汁ごと入れてほぐします。
2. 1を器に盛り、温泉たまごをのせれば完成。軽く混ぜ合わせていただきます。

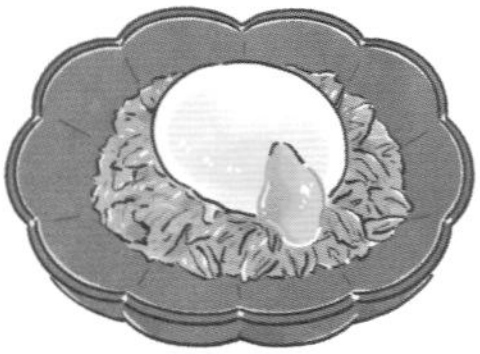

骨と筋肉の健康をサポート

魚缶のチーズ和え

［材料（1食分）］
魚の缶詰 1缶
（ツナ・サバ・鮭などお好みで）、
カテージチーズ 大さじ2

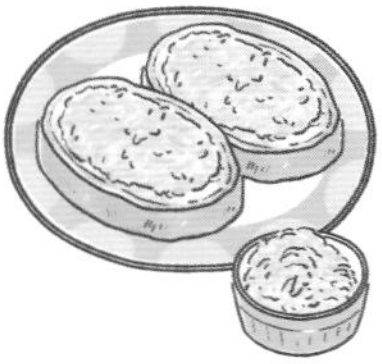

［作り方］
1. ボウルに缶詰を汁ごと入れてほぐします。
2. カテージチーズを1と混ぜ合わせます。
3. 食パンやバゲット（フランスパン）に2をのせていただきます。そのまま食べても、トーストにしても。

食物繊維とビタミンCがとれる副菜

ささみ缶のもずく和え

［材料（1食分）］
ささみ缶 1缶、もずく酢 1パック、
ミニトマト 3個

［作り方］
1. ミニトマトは縦半分に切ります。
2. 汁を切ったささみ缶と1を、もずく酢で和えれば完成。

肉の缶詰アレンジ

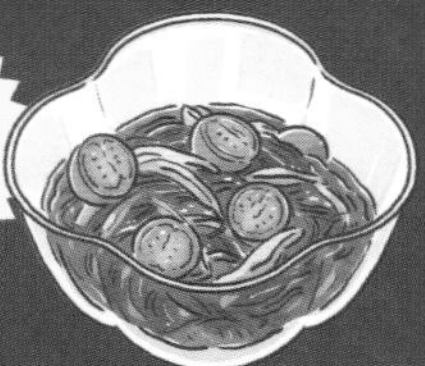

豆腐

さっぱりといただけて、やわらかく食べやすい豆腐は、さまざまな料理に合うたんぱく質食品です。
そんな豆腐のアレンジ料理を紹介します。

豆腐で作る洋風料理

豆腐とオートミールのグラタン風

［材料（1食分）］
オートミール 40g、
絹ごし豆腐 150g（1／2丁）、
和風だしまたはコンソメ顆粒 小さじ1、
ごま油またはオリーブ油 大さじ1、
ピザ用チーズ 20g

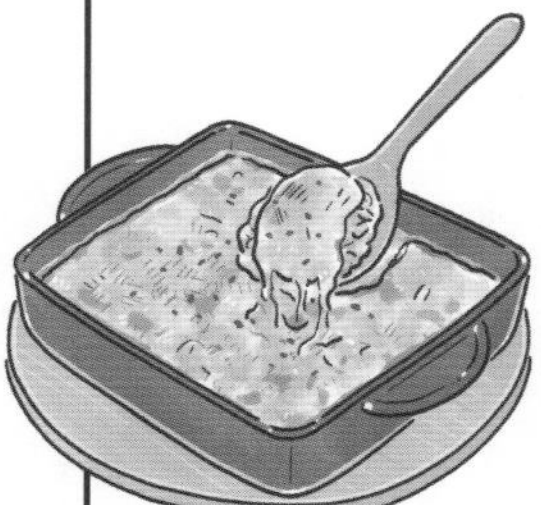

［作り方］
❶ ピザ用チーズ以外の材料をボウルに入れて混ぜ合わせ、耐熱皿へ入れます（オートミールは水で戻さず、絹ごし豆腐もそのまま使います）。
❷ ❶の表面にピザ用チーズを散らして、オーブン（180°C）で20分（機種によって異なるので様子をみて時間を調整）、またはトースターで焼き色がつくまで加熱したら完成。

豆腐とキャベツの相性は抜群

豆腐とキャベツの蒸し煮

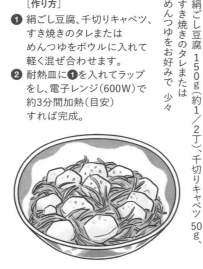

［材料（1食分）］
絹ごし豆腐 150g（約1／2丁）、千切りキャベツ 50g、
すき焼きのタレまたは
めんつゆをお好みで 少々

［作り方］
❶ 絹ごし豆腐、千切りキャベツ、すき焼きのタレまたはめんつゆをボウルに入れて軽く混ぜ合わせます。
❷ 耐熱皿に❶を入れてラップをし、電子レンジ（600W）で約3分間加熱（目安）すれば完成。

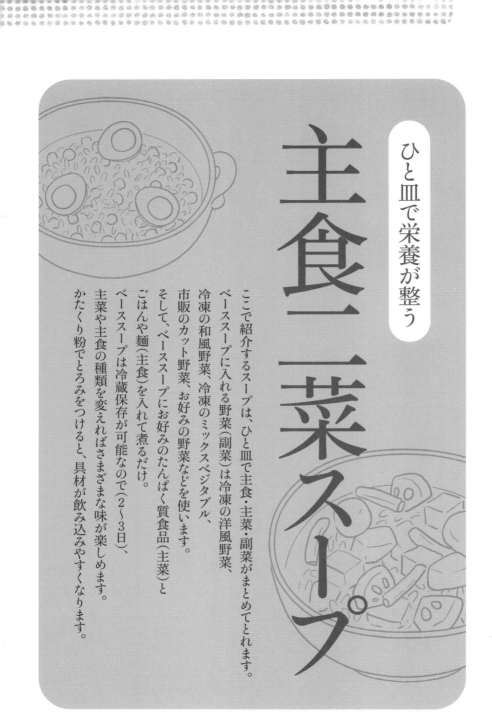

ひと皿で栄養が整う

主食二菜スープ

ここで紹介するスープは、ひと皿で主食・主菜・副菜がまとめてとれます。
ベーススープに入れる野菜（副菜）は冷凍の洋風野菜、
冷凍の和風野菜、冷凍のミックスベジタブル、
市販のカット野菜、お好みの野菜などを使います。
そして、ベーススープにお好みのたんぱく質食品（主菜）と
ごはんや麺（主食）を入れて煮るだけ。
ベーススープは冷蔵保存が可能なので（2～3日）、
主菜や主食の種類を変えればさまざまな味が楽しめます。
かたくり粉でとろみをつけると、具材が飲み込みやすくなります。

さっぱり味なので食欲がないときにもおすすめ

野菜入りコンソメスープを使った主食二菜アレンジ

この中から1品を選び お好みの量を入れる

主食

- ごはん
- オートミール
- 麺

この中から1品を選び お好みの量を入れる

主菜

- ささみ缶 ・ツナ缶
- サバ缶 ・ソーセージ
- うずらのたまご（水煮・缶）
- 温泉たまご ・生たまご
- ゆでたまご ・豆腐
- 生揚げ ・焼き豆腐
- がんもどき ・ちくわ

ベーススープの材料（3食分）

- 冷凍洋風野菜ミックス（または市販のカット野菜かお好みの野菜）を300g
- コンソメ（顆粒）適量
- 塩 適量
- こしょう 適量
- 水 5カップ

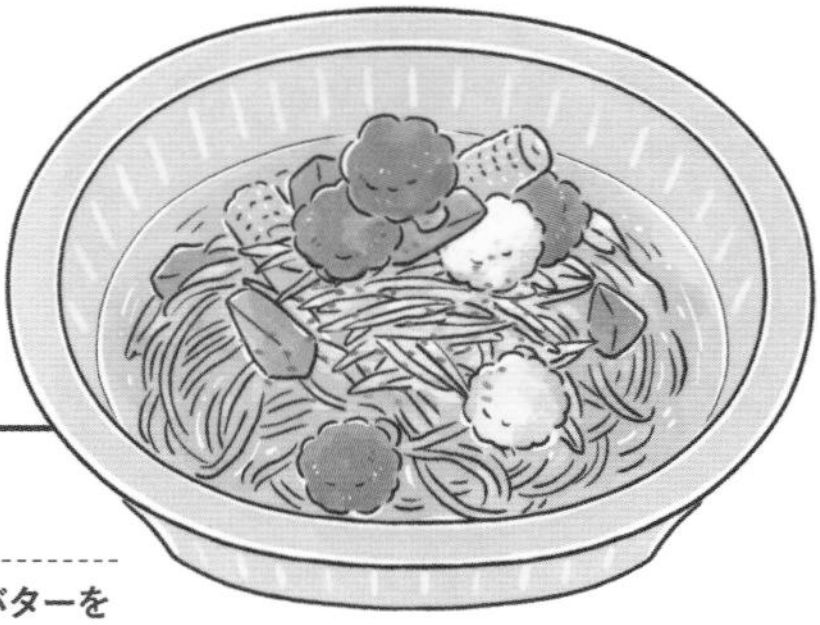

ちょっとひと工夫

- 豆乳や牛乳を足してたんぱく質量をアップ。
- 練りごまやピーナッツバターを入れるとコクがくわわりエネルギーもアップ。
- とろけるチーズを入れて電子レンジで温めればグラタン風に。
- おろしニンニク、おろし生姜、粒マスタードのいずれか1つを入れて風味づけしても美味。
- カットトマト（缶）と生クリームまたはサワークリームをくわえるとマイルドなトマトスープ風に味変できる。

［作り方］

1. 鍋に水とコンソメ、洋風野菜ミックス（または市販のカット野菜かお好みの野菜）を入れて火にかけます。
2. ひと煮立ちしたら、塩・こしょうで味を調えます。これで3食分のベースとなるスープが完成。このベーススープを3等分にしておきます。
3. 3等分したベーススープの1食分を鍋に入れ、【主菜】の食材と【主食】の食材の中から1品ずつ選んでくわえます。
4. 主食にごはんを選んだ場合はひと煮立ちさせ、麺またはオートミールを選んだ場合は表示どおりの時間で火を通せば完成です。乾麺は短くカットして煮込むと食べやすくなります。

＊冷凍洋風野菜ミックスはブロッコリー、カリフラワー、ヤングコーンなどの洋風野菜がミックスされたものです。

グラタン風やドリア風に味変もできる

野菜入りコーンスープを使った主食二菜アレンジ

この中から1品を選び お好みの量を入れる

主食

- ごはん
- オートミール
- パン
- 麺

この中から1品を選び お好みの量を入れる

主菜

- ささみ缶 ・ツナ缶
- サバ缶 ・ソーセージ
- うずらのたまご（水煮・缶）
- 温泉たまご
- ゆでたまご

ベーススープの材料（3食分）

- 冷凍ミックスベジタブル300g
- コーンクリーム缶 1缶
- コンソメ（顆粒）適量
- 塩 適量
- こしょう 適量
- 水 5カップ

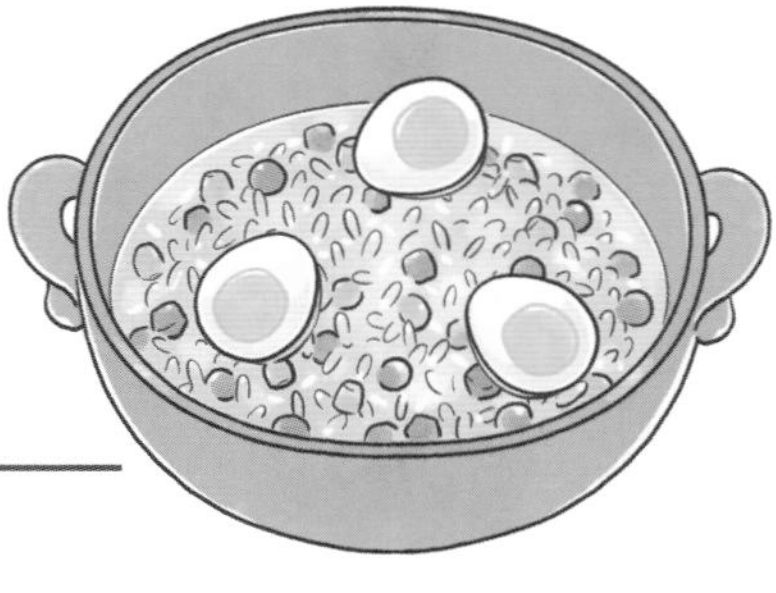

ちょっとひと工夫

- **スキムミルクや粉チーズを入れてたんぱく質量をアップ。**
- **練りごまやサワークリーム、生クリーム、ピーナッツバターのいずれか1つを入れるとコクがくわわりエネルギーもアップ。**
- **豆乳または牛乳を足してたんぱく質量をアップ。**
- **スープにパンをのせチーズをかけて焼いたらグラタン風に。ごはんにスープをかけチーズをのせて焼けばドリア風に。ゆでたパスタにからめても美味。**

［作り方］

1. 鍋に水とコーンクリーム缶、コンソメ、ミックスベジタブルを入れ火にかけます。
2. ひと煮立ちしたら、塩・こしょうで味を調えます。これで3食分のベースとなるスープが完成。このベーススープを3等分にしておきます。
3. 3等分したベーススープの1食分を鍋に入れ、【主菜】の食材と【主食】の食材の中から1品ずつ選んでくわえます。
4. 主食にごはんやパンを選んだ場合はひと煮立ちさせ、麺またはオートミールを選んだ場合は表示どおりの時間で火を通せば完成です。乾麺は短くカットして煮込むと食べやすくなります。

＊コーンクリーム缶には粒入りと粒なしのタイプがありますが、ここでは粒なしのタイプを使いましょう。

エスニックカレー風に味変もできる

野菜入り鶏ガラスープを使った主食二菜アレンジ

この中から1品を選びお好みの量を入れる

主食

- ごはん
- オートミール
- 麺

この中から1品を選びお好みの量を入れる

主菜

- ささみ缶 ・ツナ缶
- サバ缶 ・ソーセージ
- うずらのたまご（水煮・缶）
- 温泉たまご ・生たまご
- ゆでたまご ・豆腐
- 焼き豆腐 ・がんもどき
- 生揚げ ・ちくわ

ベーススープの材料（3食分）

- 冷凍洋風野菜ミックス（または市販のカット野菜かお好みの野菜）を300g
- 鶏ガラだし（顆粒）適量
- 塩 適量
- こしょう 適量
- 水 5カップ

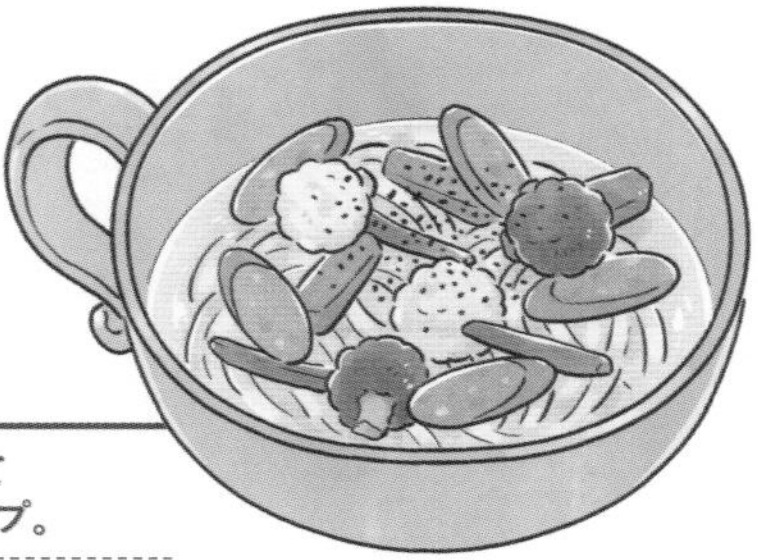

ちょっとひと工夫

- **豆乳や牛乳を足してたんぱく質量をアップ。**
- **練りごまやピーナッツバターを入れるとコクがくわわりエネルギーもアップ。**
- **スキムミルクや粉チーズを入れてたんぱく質量をアップ。**
- **ココナッツミルクとカレールウを入れればエスニックカレー風に。**
- **カットトマト（缶）と生クリームまたはサワークリームをくわえるとマイルドなトマトスープ風に味変できる。**

［作り方］

1. 鍋に水と鶏ガラだし、洋風野菜ミックス（または市販のカット野菜かお好みの野菜）を入れ火にかけます。
2. ひと煮立ちしたら、塩・こしょうで味を調えます。これで3食分のベースとなるスープが完成。このベーススープを3等分にしておきます。
3. 3等分したベーススープの1食分を鍋に入れ、【主菜】の食材と【主食】の食材の中から1品ずつ選んでくわえます。
4. 主食にごはんを選んだ場合はひと煮立ちさせ、麺またはオートミールを選んだ場合は表示どおりの時間で火を通せば完成です。乾麺は短くカットして煮込むと食べやすくなります。

＊冷凍洋風野菜ミックスはブロッコリー、カリフラワー、ヤングコーンなどの洋風野菜がミックスされたものです。

うまみたっぷりの煮干しだしで食欲倍増

野菜入り煮干しだしスープを使った主食二菜アレンジ

この中から1品を選びお好みの量を入れる

主食

・ごはん
・オートミール
・麺

この中から1品を選びお好みの量を入れる

主菜

・ささみ缶　・ツナ缶
・サバ缶　・ソーセージ
・うずらのたまご（水煮・缶）
・温泉たまご　・生たまご
・ゆでたまご　・豆腐
・焼き豆腐　・がんもどき
・生揚げ　・ちくわ

ベーススープの材料（3食分）

・冷凍和風野菜ミックス（または市販のカット野菜かお好みの野菜）を300g
・煮干し 適量
・塩 適量
・こしょう 適量
・水5カップ

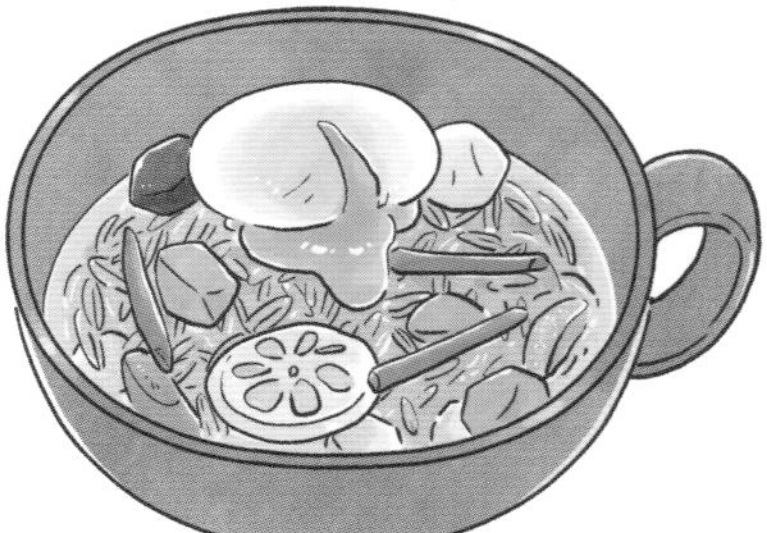

ちょっとひと工夫

● 練りごまやピーナッツバターを入れるとコクが加わりエネルギーもアップ。

● おろし生姜を入れて風味づけをしても美味。

● 味噌や塩こうじで味つけすればうまみがプラスできる。

● 煮干しも捨てずにそのまま食べてカルシウムを補給。

［作り方］

❶ 鍋に水と煮干し、和風野菜ミックス（または市販のカット野菜かお好みの野菜）を入れ火にかけます。
❷ ひと煮立ちしたら、塩・こしょうで味を調えます。これで3食分のベースとなるスープが完成。このベーススープを3等分にしておきます。
❸ 3等分したベーススープの1食分を鍋に入れ、【主菜】の食材と【主食】の食材の中から1品ずつ選んでくわえます。
❹ 主食にごはんを選んだ場合はひと煮立ちさせ、麺またはオートミールを選んだ場合は表示どおりの時間で火を通せば完成です。乾麺は短くカットして煮込むと食べやすくなります。

＊冷凍和風野菜ミックスはレンコン、里芋、にんじん、いんげんなどの和風野菜がミックスがミックスされたものです。

趣のある味わいを楽しむ

野菜入り和風だしスープを使った主食二菜アレンジ

この中から1品を選び お好みの量を入れる

この中から1品を選び お好みの量を入れる

主食	主菜	ベーススープの材料（3食分）
・ごはん ・オートミール ・麺	・ささみ缶 ・ツナ缶 ・サバ缶 ・ソーセージ ・うずらのたまご（水煮・缶） ・温泉たまご ・生たまご ・ゆでたまご ・豆腐 ・焼き豆腐 ・がんもどき ・生揚げ ・ちくわ	・冷凍和風野菜ミックス（または市販のカット野菜かお好みの野菜）を300g ・和風だし（顆粒またはパック） 適量 ・塩 適量 ・こしょう 適量 ・水 5カップ

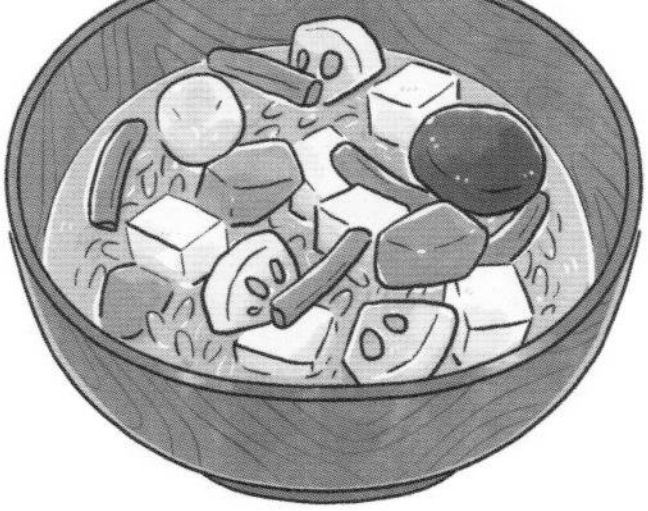

ちょっとひと工夫

- 練りごまやピーナッツバターを入れるとコクがくわわりエネルギーもアップ。
- おろし生姜を入れて風味づけをしても美味。
- 味噌や塩こうじで味つけすればうまみがプラスできる。
- 削り節をくわえてたんぱく質量や風味をアップ

［作り方］

1. 鍋に水と和風だし、和風野菜ミックス（または市販のカット野菜かお好みの野菜）を入れ火にかけます。
2. ひと煮立ちしたら、塩・こしょうで味を調えます。これで3食分のベースとなるスープが完成。このベーススープを3等分にしておきます。
3. 3等分したベーススープの1食分を鍋に入れ、【主菜】の食材と【主食】の食材の中から1品ずつ選んでくわえます。
4. 主食にごはんを選んだ場合はひと煮立ちさせ、麺またはオートミールを選んだ場合は表示どおりの時間で火を通せば完成です。乾麺は短くカットして煮込むと食べやすくなります。

＊冷凍和風野菜ミックスはレンコン、里芋、にんじん、いんげんなどの和風野菜がミックスがミックスされたものです。

寒い日におすすめ

野菜入りおでんだしスープを使った主食二菜アレンジ

この中から1品を選びお好みの量を入れる

この中から1品を選びお好みの量を入れる

主食	主菜	ベーススープの材料（3食分）
・ごはん ・オートミール ・麺	・ささみ缶　・ツナ缶 ・サバ缶　・ソーセージ ・うずらのたまご（水煮・缶） ・温泉たまご　・生たまご ・ゆでたまご　・豆腐 ・焼き豆腐　・がんもどき ・生揚げ　・ちくわ	・冷凍和風野菜ミックス（または市販のカット野菜かお好みの野菜）を300g ・おでんだしの素 適量 ・削り節 適量 ・水 5カップ

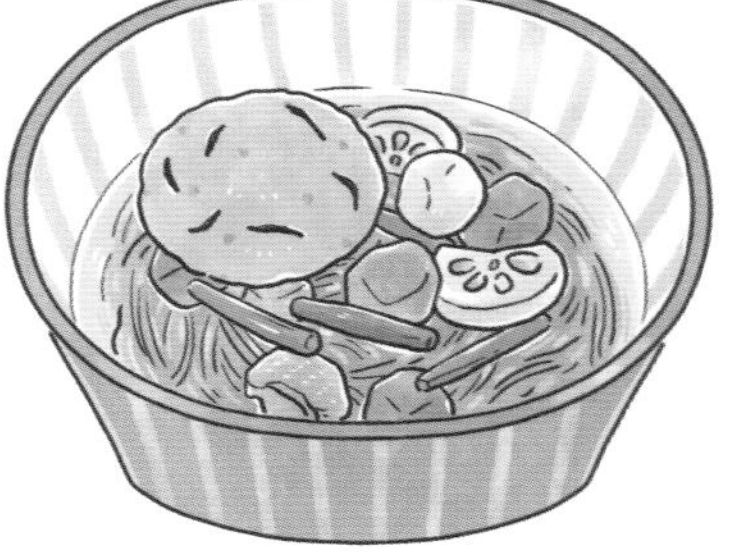

ちょっとひと工夫

- **練りごまやピーナッツバターを入れるとコクがくわわりエネルギーもアップ。**
- **おろし生姜を入れて風味づけをしても美味。**
- **七味唐辛子や練り辛子を入れればピリ辛味になる。**
- **おでんだしの代わりにめんつゆを使用しても美味。**

［作り方］

1. 鍋に水とおでんだしの素、削り節、和風野菜ミックス（または市販のカット野菜かお好みの野菜）を入れ火にかけます。
2. ひと煮立ちしたら、3食分となるベースのスープが完成。このベーススープを3等分にしておきます。
3. 3等分したベーススープの1食分を鍋に入れ、【主菜】の食材と【主食】の食材の中から1品ずつ選んでくわえます。
4. 主食にごはんを選んだ場合はひと煮立ちさせ、麺またはオートミールを選んだ場合は表示どおりの時間で火を通せば完成です。乾麺は短くカットして煮込むと食べやすくなります。

＊冷凍和風野菜ミックスはレンコン、里芋、にんじん、いんげんなどの和風野菜がミックスがミックスされたものです。

おいしく食べきる

使いきりアイデア

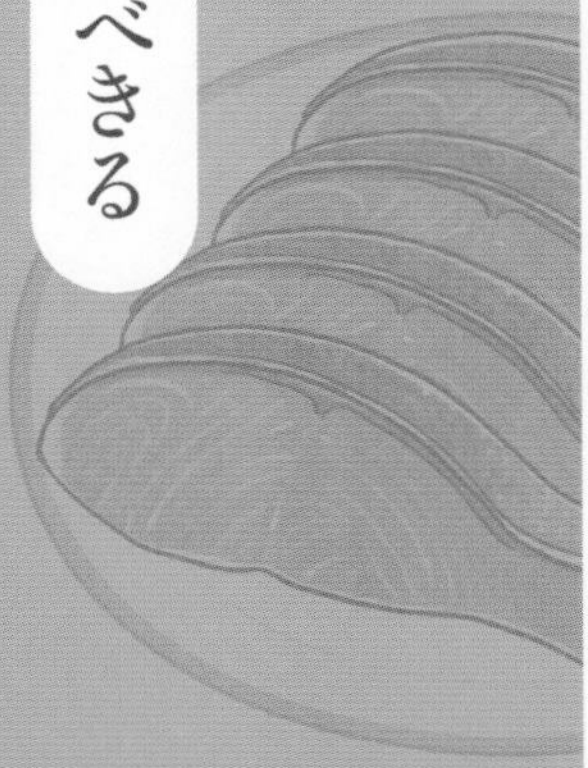

ひとり暮らしの高齢者や
夫婦だけの世帯にとって、
スーパーで購入する食品の中には
量が多くて、1回では食べきれない
ものも多々あります。
そんな食べきれない問題を
解決するために、
「豚肉・牛肉、鶏肉、ブリ、鮭・タラ」を
飽きずに食べきる方法を紹介します。

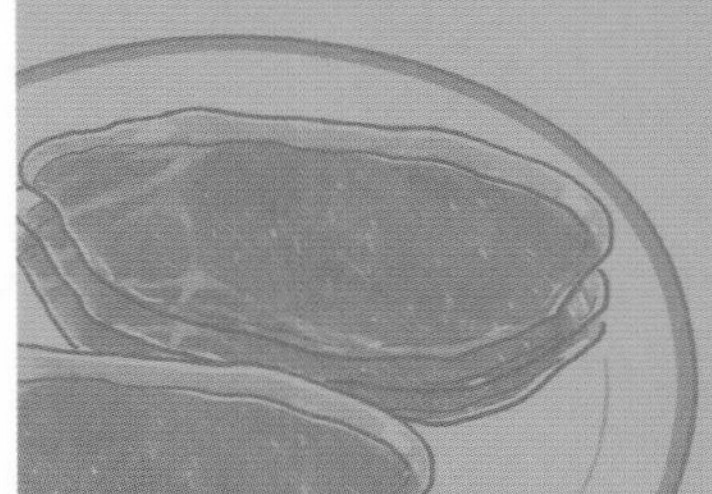

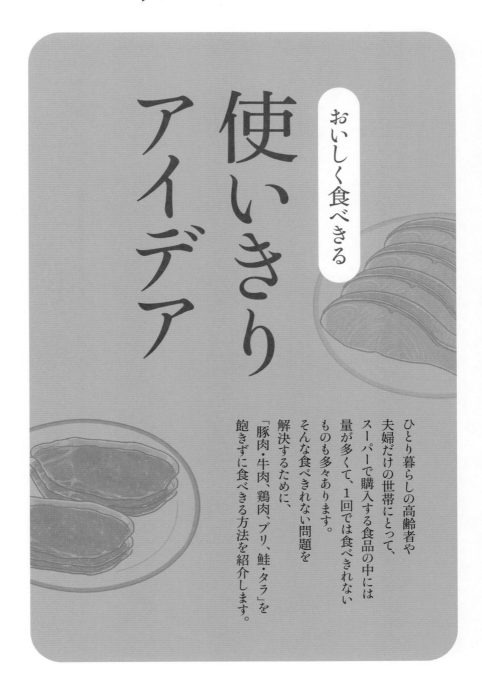

豚肉・牛肉（スライス）

豚肉と牛肉は多くのたんぱく質がとれる栄養価の高い食品です。

豚肉は脂身と赤身の境目の筋に縦に細かく切り目を入れると、反りかえらずきれいに仕上がります。

また、厚めのものはラップを上からかけて肉たたきや麺棒でのばすようにたたくと歯ざわりがよくなります。

経済的にもお得な大容量パックを購入して、さまざまな料理で毎日の食事を楽しんでください。

使いきりアイデア 1

キムチ炒め

フライパンにサラダ油をひいて豚肉（牛肉）を炒め、キムチ（またはキムチの素）をからめます。フライパンで表面を軽く焼いてから、グリルやオーブンで火がとおるまで焼くとふっくらと仕上がります。

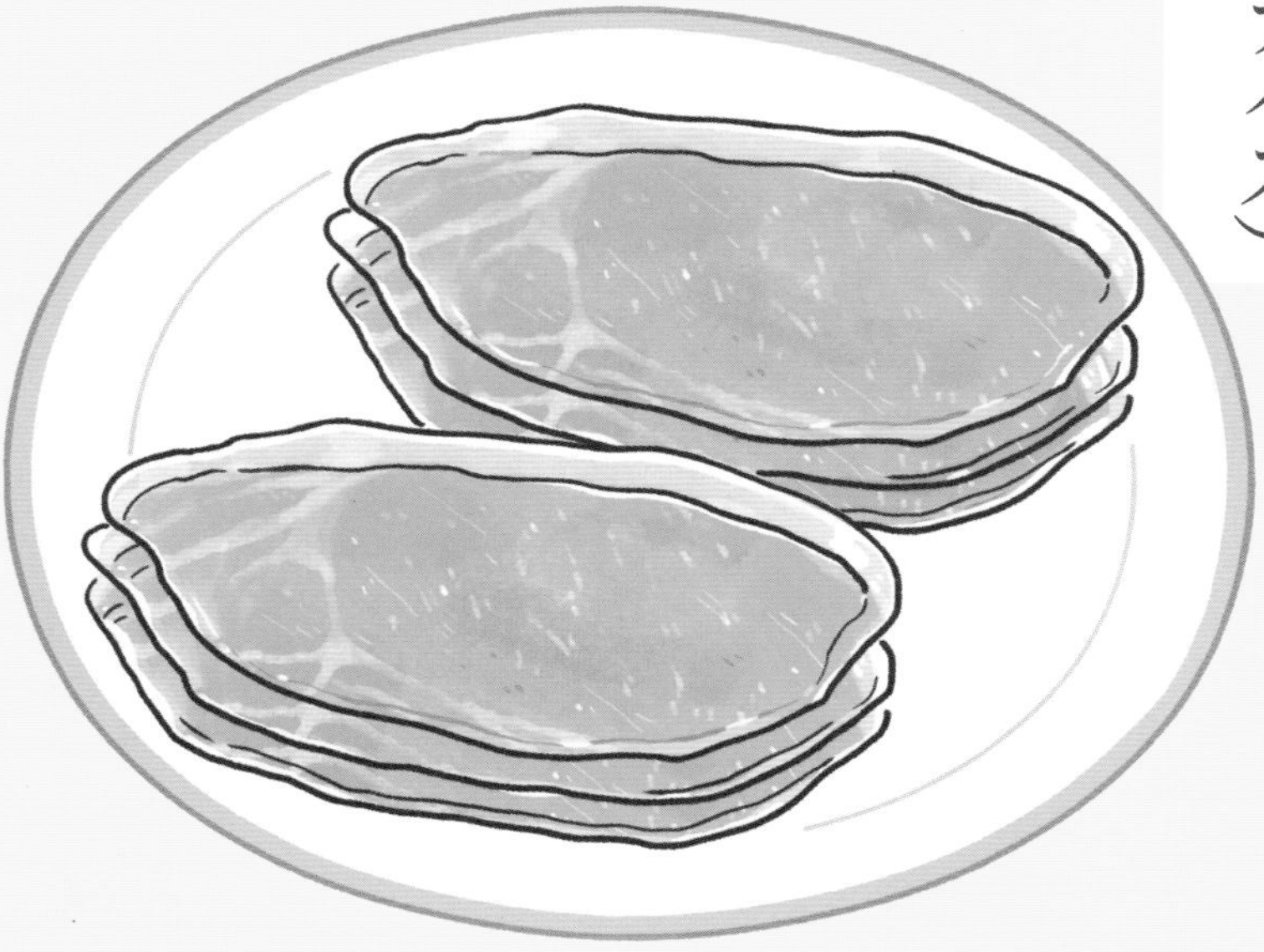

使いきりアイデア 2
生姜焼き
サラダ油をひいたフライパンで豚肉（牛肉）を焼き、おろし生姜としょう油、みりんで作ったタレをからめれば完成。

使いきりアイデア 3
肉巻きごはん
ごはんを薄切りの豚肉（牛肉）で巻いて、小麦粉を薄くつけ、サラダ油をひいたフライパンで焼きます。火が通ったら仕上げにめんつゆをからめます。塩・こしょう、七味唐辛子で味つけしても美味です。

使いきりアイデア 4
ポテトサラダ巻き
お惣菜のポテトサラダを薄切りの豚肉（牛肉）で巻いて小麦粉を薄くつけ、サラダ油をひいたフライパンで焼いて、塩・こしょうで味つけします。

使いきりアイデア 5
ピカタ
塩・こしょうした豚肉（牛肉）に小麦粉をまぶし、溶きたまごにくぐらせ、サラダ油をひいたフライパンで焼きます。

使いきりアイデア 6
大根おろしとめんつゆ煮
豚肉（牛肉）を、大根おろしとめんつゆを混ぜたタレで煮ます。肉にかたくり粉をまぶしてから調理すると、やわらかい仕上がりになります。すき焼きのタレで煮ても美味です。

使いきりアイデア 7
ミルフィーユ煮
薄切りの豚肉（牛肉）を3枚程度重ねて、かたくり粉をまぶします。ラップを上にかけ、肉たたきで軽くたたいてから、ラップをはずし、めんつゆで煮れば完成。

鶏肉（かたまり）

硬い肉が苦手な方にはやわらかなモモ肉をおすすめしますが、やや硬めのむね肉でも、表面に包丁で格子状の切れ目を斜めに入れると食べやすくなり、火もとおりやすいので時短になります。ひと口大に切るときは肉の繊維にたいして、垂直に切るとやわらかくいただけます。煮る場合はかたくり粉をまぶすとやわらかくいただけます。

使いきりアイデア 1

ホイル焼き

お好みの大きさに切ってラップを上にかけ、肉たたきで平らにします。ラップをはずして、アルミホイルにのせ塩・こしょうで下味をつけ、ワインまたは日本酒とサラダ油をまわしかけ、アルミホイルで包んでオーブンやオーブントースターで焼きます。

使いきりアイデア 4

塩・こしょう焼き

お好みの大きさに切って塩・こしょうで下味をつけます。小麦粉をまぶしてラップを上にかけ、肉たたきで平らにします。ラップをはずしてフライパンにサラダ油をひいて焼きます。

使いきりアイデア 5

ピカタ

お好みの大きさに切ってラップを上にかけ、肉たたきで平らにします。ラップをはずして塩・こしょうで下味をつけ、小麦粉をまぶして溶きたまごにくぐらせ、サラダ油をひいたフライパンで焼きます。

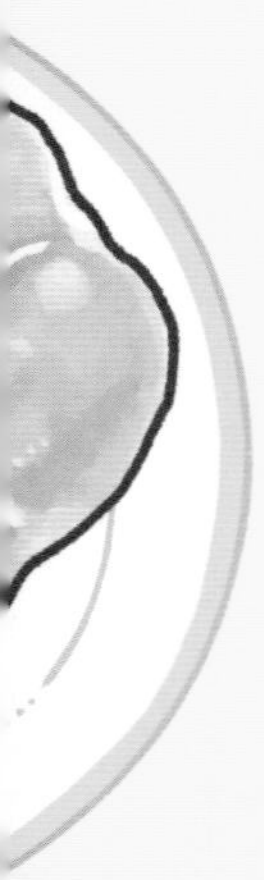

使いきりアイデア 2

パン粉焼き

お好みの大きさに切ってラップを上にかけ、肉たたきで平らにします。ラップをはずして塩・こしょうで下味をつけた鶏肉にパン粉をまぶし、グリルやオーブンで中に火が通るまで焼きます。パン粉はざるでこすと細かくなり、食べやすくなります。また、肉の表面にマヨネーズやマスタードをぬると、パン粉がつきやすくなります。

使いきりアイデア 3

カレー風味の蒸し焼き

鶏肉をひと口大に切ってラップを上にかけ、肉たたきで平らにします。チャック付きの保存袋でカレー粉、ヨーグルト、塩・こしょう、ニンニク(チューブ)、生姜(チューブ)を混ぜ合わせ、その中へ鶏肉を入れます。30分ぐらい漬け込んでから、蓋をして中火で蒸し焼きにします。

使いきりアイデア 6

コンソメ煮

鶏肉をひと口大に切って塩・こしょうで下味をつけます。かたくり粉をまぶし、ラップを上にかけ、肉たたきで平らにします。鍋にコンソメスープを入れて沸騰したら、鶏肉をくわえ、中に火が通るまで中火で煮ます。

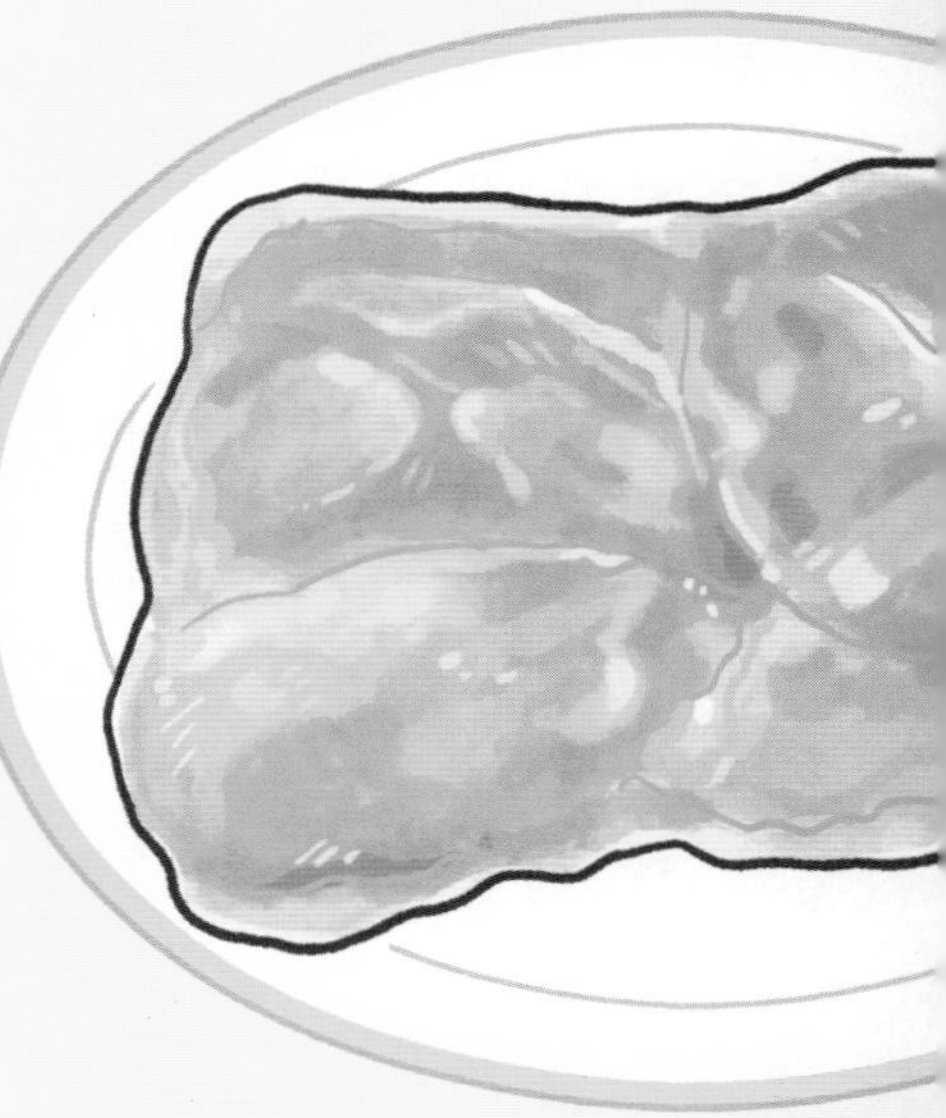

ブリ（切り身）

ブリはＤＨＡやＥＰＡなど良質な油が豊富なので、積極的に料理へ取り入れてほしい食品です。
調理前に塩をふる、あるいは熱湯に数秒くぐらせると臭みが消えます。
ラップを上からかけ麺棒で軽くたたき、繊維をつぶすと食べやすくなり、かたくり粉をまぶしてから煮ると、やわらかさが保てます。
魚焼きグリルを使う場合は、網に植物油をぬるときれいに仕上がります。

使いきりアイデア 1

蒸し焼き

フライパンに薄くサラダ油をひき、軽く塩をふったブリと日本酒を入れて、蓋をして中火で蒸し焼きにします。

使いきりアイデア 2

塩・こしょう焼き

塩・こしょうをふり、グリルやオーブンで焼きます。フライパンにサラダ油をひいて表面を軽く焼いてから、グリルなどで焼くとふっくらと仕上がります。

使いきりアイデア 3

照り焼き

キッチンペーパーで水気をふきとり、小麦粉をまぶしたブリをバターとサラダ油を入れたフライパンで焼きます。めんつゆに砂糖をくわえたタレを、ブリにからめながら仕上げます。

使いきりアイデア 4

塩こうじ焼き

塩こうじを全体に薄くぬり、30分ほどおいた後、塩こうじを軽く落としてから2の塩・こしょう焼きと同じように焼きます。

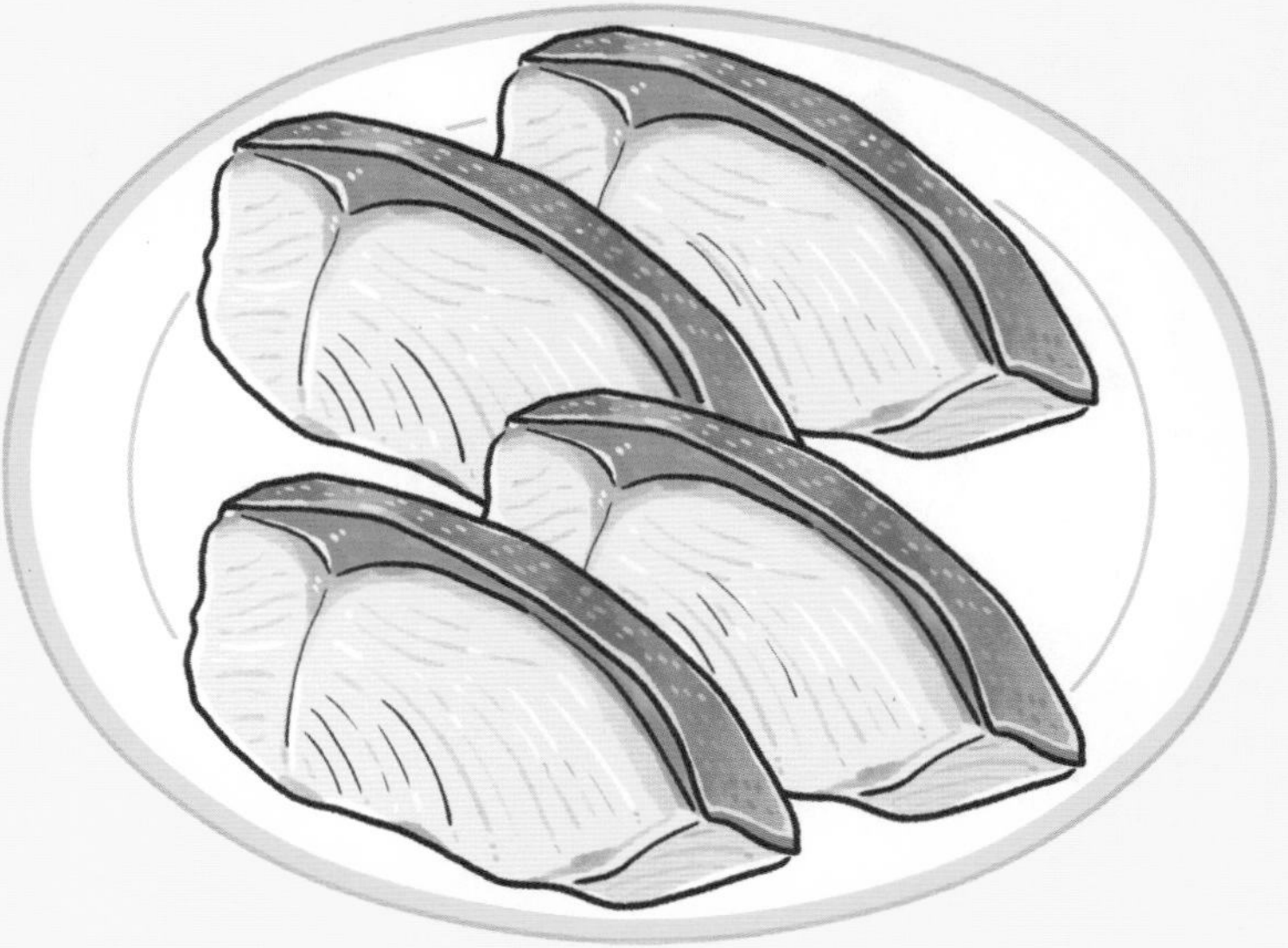

使いきりアイデア 5

ソテー

キッチンペーパーで水気をふきとり、塩・こしょうで下味をつけたブリを、バターとサラダ油を入れたフライパンで焼きます。お好みでレモン汁やポン酢をかけていただきます。

使いきりアイデア 6

煮つけ

鍋にめんつゆを入れて火にかけ、沸騰したらかたくり粉をまぶしたブリを入れ、落とし蓋をして、弱火で火がとおるまで煮ます（強火で煮ると硬くなるので注意しましょう）。落とし蓋は、アルミホイルを鍋の大きさに切り、手でくしゃくしゃにしてから広げて形を整え、まん中に穴をあけて使います。

鮭・タラ(切り身)

鮭・タラはクセのない白身魚なので、さまざまな味を楽しみましょう。

調理前に塩をふる、あるいは熱湯に数秒くぐらせると臭みが消えます。

ラップを上からかけ麺棒で軽くたたき、繊維をつぶすと食べやすくなり、かたくり粉をまぶしてから煮ると、やわらかさが保てます。

使いきりアイデア 1

塩・こしょう焼き

塩・こしょうをふり、グリルやオーブンで焼きます。フライパンにサラダ油をひいて表面を軽く焼いてから、グリルやオーブンで焼くとふっくらと仕上がります。

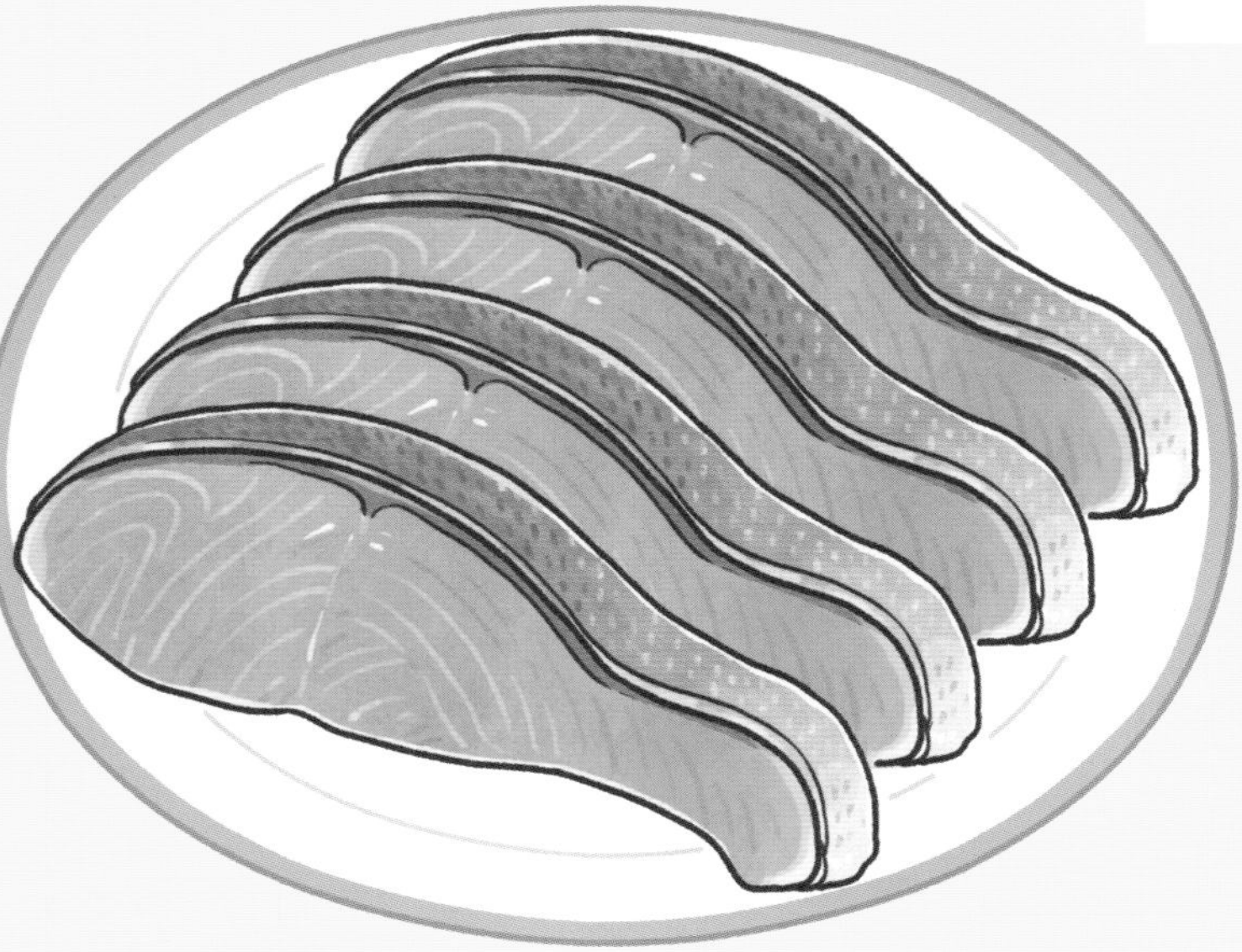

使いきりアイデア 2

ホイル焼き

アルミホイルにのせ塩・こしょうをふり、日本酒またはワインとサラダ油をまわしかけます。アルミホイルで包み、グリルやオーブンで中に火がとおるまで焼きます。ピザ用チーズをのせても美味です。

使いきりアイデア 3

煮つけ

鍋にめんつゆを入れて火にかけ、沸騰したらかたくり粉をまぶした鮭（タラ）を入れて、落とし蓋をして弱火で火がとおるまで煮ます。

使いきりアイデア 4

味噌漬け焼き

みりんを混ぜた（白）味噌を鮭（タラ）の全体に薄くぬってから30分ほどおきます。味噌を軽く落としてからグリルやオーブンで、中に火がとおるまで焼きます。味噌の力で身がやわらかくなります。

使いきりアイデア 5

塩こうじバター焼き

フライパンにバターとサラダ油を入れ、鮭（タラ）の両面に火がとおるまで焼きます。バターの泡がふつふつとでる火加減（とろ火）を保つときれいに仕上がります。仕上げに塩こうじ・みりん・調理酒（すべて同量）を合わせたものをからめます。

使いきりアイデア 6

ムニエル

フライパンにバターとサラダ油を入れて、小麦粉をまぶした鮭（タラ）を火がとおるまで焼き、お好みでしょう油、塩・こしょう、ポン酢、レモン汁のいずれかをかけていただきます。魚の水気を取ってから、小麦粉をまぶし、余分な粉をはたき落としてから調理すると、きれいに仕上がります。

料理が苦手な人でも安全で簡単に調理ができる

森由香子おすすめ

調理器具

「包丁など調理器具がうまく使えない」「片づけが面倒」……。そんな理由で料理を敬遠していませんか？

そこで、料理が苦手な方でも簡単に使いこなせる調理器具や、火を使わず調理ができる便利なアイテムを紹介します。

●ピーラー（皮むき器）

野菜の皮をむくのに便利なだけではなく、硬い根菜類を薄くスライスすることもできます。

●キッチンバサミ

肉や野菜を切るとき包丁代わりに使え、手を切る心配もありません。

●フードプロセッサー

食材をみじん切りにしたり、混ぜ合わせることができます。大根おろしを作ることができる機種もあります。

●電子レンジ用調理器具

電子レンジ対応の鍋や容器を使えば焼き魚、肉料理、蒸しものなどが作れます。調理時間が短縮できる、洗いものが少なくなるなど多くの利点があります。

●ゆでたまごメーカー（製造機）

固ゆでや半熟などの調整が簡単にできて、ゆでたまごの作りおきに活用できます。

●電気フライヤー

火を使わず、安全に揚げものを作ることができます。

第5章

健康寿命をのばす食事のコツ

朝昼夕の食事で心がけたいこと

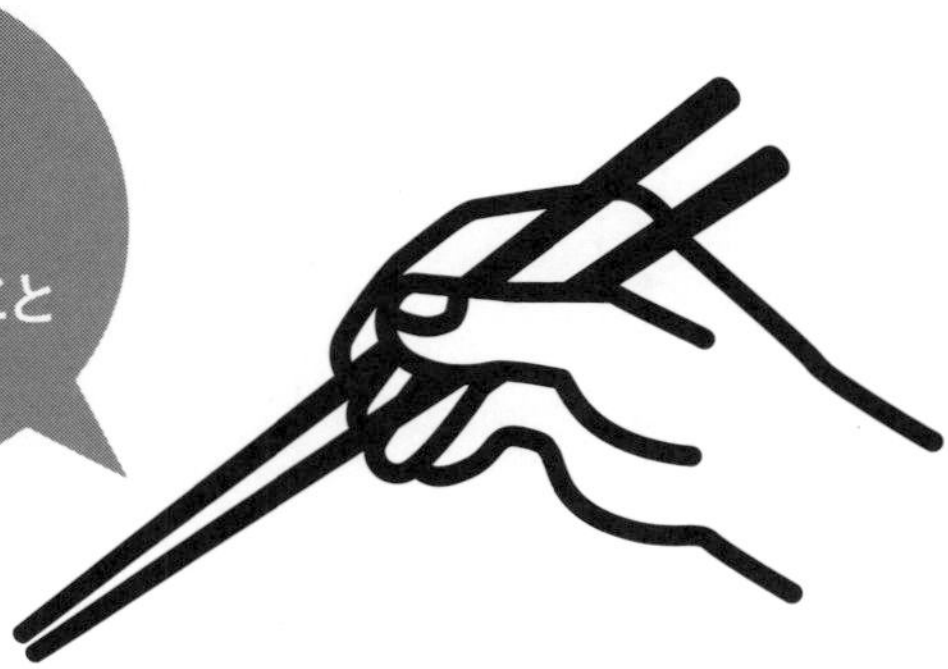

家庭で作る食事や外食、お弁当でも主食＋主菜＋副菜がそろった食事を

たんぱく質がたっぷりでバランスのいい食事術

第3章と第4章では、たんぱく質が手軽にとれる方法を紹介しましたが、この章では朝昼夕の食事で心がけてほしいこと、外食する際のメニュー選びのポイント、スーパーやコンビニでお弁当を購入するときに意識してほしいことをお伝えします。

第一のポイントは、できるだけ主食・主菜・副菜がそろった食事をとることです。これは家庭で作る朝昼夕の食事に限った話ではありません。外食やお弁当選びでも同じです。第二のポイントは、P34で説明した「**かきくけこ、やまにさち**」®の**10品目を思い出して、食べるものを選ぶことです。**

この2つを心がけるだけで、たんぱく質がたっぷりとれて、栄養バランスが整

◉ 毎日の食事で意識してほしいこと

主菜 ＝ 肉、魚、たまご、大豆製品などを使ったたんぱく質がとれるおかず

＋

副菜 ＝ 野菜や海藻、きのこなどを使ったビタミンやミネラルがとれるおかず

＋

主食 ＝ ごはんやパン、麺類など

った食事をとることができます。

でも、「すべてそろえたら食べ切れない！」という方もいらっしゃいます。

そのようなときは、肉や魚、たまご、大豆製品などたんぱく質がとれるメインのおかず（主菜）を優先し、**主菜から食べる「たんぱく質ファースト」を実践しましょう。**

ただし、「主食抜き、副菜なし」はエネルギー源である糖質の不足や、体の機能を調整するビタミン・ミネラルの不足を招くので絶対に避けてほしいと思います。食の細い方は、主食のごはんや野菜を使った副菜の量を減らすなどして、品目をできるだけ減らさないようにしましょう。また、4章で紹介した主食一菜スープ（P112〜）は、ひと皿で主食・主菜・副菜がそろっているので、食の細い方にもおすすめです。

そのほか、牛乳やヨーグルトなどの乳製品と果物は、「朝食に果物」「間食で牛乳」「夕食にヨーグルト」といったように、間食や食事のいずれかで1日1回とるようにします。

また、いちごやサクランボ、ぶどう、ブルーベリーなど、一度に何粒も食べられない方もいらっしゃると思います。そのような方は、毎食数粒ずつ食べるようにするとよいでしょう。

決まった時間に食べて毎日体重をはかる

毎日、できるだけ決まった時間に食事をすることも大切です。決まった時間に食事をすると体は「そろそろ食べものが体の中に入ってくる時間だ。消化吸収をする準備を整えよう」と、準備態勢を整えるようになるからです。

反対に、いつもバラバラな時間に食事をしていると、体はいつ食事を受け入れる準備をすればいいかがわからず消化吸収に影響を及ぼす可能性も考えられます。

朝食を抜くなどの欠食もいけません。1日3回均等にとってこそ、栄養は無駄なく体に吸収されて利用されるからです。

そして、**毎日、朝食前や就寝前（空腹時）など決まった時間に体重計にのって、体重の変化をチェックし、できれば記録しておきましょう。**

そのようして自分の体重を把握しておけば、「しっかり食べているはずなのに体重が少しずつ減っている」といった小さな変化に早い段階で気づき、それが食事内容や食べ方を見直すきっかけになり、サルコペニアの予防にもつながります。

主菜は毎食異なるものをとりたんぱく質をしっかり補給する

朝食は起きてから2時間以内に食べる

ここからは朝食、昼食、夕食で心がけてほしいポイントを説明します。

「食事のことをあれこれ考えるのは面倒」という方が多いと思いますが、ご安心

◉ **朝食で心がけてほしいポイント**

- ○ **朝食は必ず食べる。**
- ○ **起床後、2時間以内に食べる。**
- ○ **毎日、決まった時間に食べる。**
- ○ **主食・主菜・副菜をそろえる。**

ください。決して難しいことをするわけではありません。

これから説明することを頭の片隅においていただくだけで、自然に「これを食べよう」「これはやめよう」といった取捨選択ができるようになるはずです。

それでは1日のスタートとなる朝食から、意識してほしいポイントを紹介しましょう。

第1章で述べたように、朝食は栄養面以外に体内時計をリセットするなど、体のリズムを整える大切な役割を担っています。

朝食を抜いてしまうと、体が休息モードから活動モードへなかなか切り替わらず、1日中なんとなく体がだるい、頭がボーッとしているといった状態に陥ることもありますので、朝食は必ず食べるようにしてください。

高齢者にありがちな朝食と昼食を一緒にする食事スタイルですが、体のリズム(体内時計)が崩れてしまうので絶対に避けてください。

そして、**朝食は起きてから2時間以内に食べるようにしましょう。**健康のために朝食前に散歩へ行く方もいらっしゃいますが、体を動かすのは朝食をとってからです。

起床後、エネルギーが不足している状態で運動してしまうのは、おすすめしません。体調を崩したり、筋肉量を減らしてしまう可能性があるからです。

朝食を欠かさず食べていたとしても、ごはんと味噌汁と漬けものだけといったメニューではたんぱく質がとれる主菜が抜けているので、P130で説明したように主食・主菜・副菜をそろえるようにしましょう。

具体的には、ごはんと味噌汁と漬けものに、「肉・魚・たまご・大豆製品」のいずれかを使った主菜を必ず入れてください。

昼食の主菜は朝食とは異なる種類を

朝食をしっかり食べて、昼食は抜きという方もいらっしゃいます。「お腹がすかないから」というのが主な理由と考えられますが、昼食抜きも避けてください。

◉ 昼食で心がけてほしいポイント

- ○ **朝食の3～4時間後に食べる。**
- ○ **毎日、決まった時間に食べる。**
- ○ **主食・主菜・副菜をそろえる。**
- ○ **食べ切れなかった分は間食として食べる。**
- ○ **主菜は朝食とは異なる種類の食品を選ぶ。**

そして、**朝食で食べたものの消化がすんだ3～4時間後の、毎日決まった時間に昼食をとることをおすすめします。**

昼食も主食・主菜・副菜をそろえてほしいのですが、食が細い人にとっては、朝食の3～4時間後にすべてを食べるのは難しいかもしれません。

そのような場合は、主菜を優先して食べるようにしましょう。

また、**主菜は朝食で食べたものとは異なる食品を選ぶことがポイントです。**

たとえば、朝食のおかず(主菜)が魚だったら昼食のおかず(主菜)は肉というように、異なる種類の食品からたんぱく質をとってください。

そして、昼食時に主食・主菜・副菜のいずれかが食べきれなかった場合は、残した分を間食として食べるとよい

◉ 夕食で心がけてほしいポイント

- ○ **就寝の3時間前には食事をすませる。**
- ○ **毎日、決まった時間に食べる。**
- ○ **主食・主菜・副菜をそろえる。**
- ○ **胃腸への負担を減らすため脂質の多いものを避ける。**
- ○ **主菜は朝食・昼食とは異なる種類の食品を選ぶ。**

でしょう。

夕食は脂質が少なめのものを選ぶ

日が沈む頃から、数時間後に就寝を迎えるということで、夕食の時間帯は体が休息モードへ向かっていて、胃腸の働きも低下しています。そのため**夕食は胃腸に負担をかけない食品を食べることがポイントですので、朝昼夕の中でもっとも軽い食事を心がけましょう。**

とくに食後に胃もたれしやすい方は、消化の悪い天ぷらや唐揚げのような脂質の多いものは避け、主菜に白身魚や豆腐など脂質の少ない食品を選びましょう。

また、「軽い食事」といっても菓子パンやお菓子ですませていいというわけではありません。

「軽い」という意味は、胃への負担が軽い消化のよい食品を食べるということです。朝食や昼食と同じように主

◉ 外食で心がけてほしいポイント

○ できるだけ定食ものを選ぶ。
○ 麺類を食べる場合は、たんぱく質食品や野菜、海藻、きのこを追加する。
○ 丼ものの場合は野菜の小鉢を１品追加する。
○ 定食でも野菜が不足していたら野菜の小鉢を追加する。

食・主菜・副菜をそろえた食事を用意しましょう。

そして、夕食も決まった時間にとるようにして、食べたものが消化吸収される時間を考慮し、就寝の３時間前には食べ終えることが大切です。

麺類はトッピングやサイドメニューを追加する

外食は、いつもとは違う食事が楽しめる絶好の機会です。心を前向きにしてくれる効果もあるので、高齢者の皆さんも積極的に外食を楽しんでいただきたいと思っています。

外食時のポイントは、朝昼夕の食事と同じで主食・主菜・副菜がそろったメニューを選ぶことです。

つまり、単品の鉄火丼ではなく刺身定食といったように主食・主菜・副菜がそろった定食がおすすめです。

外食で注意してほしいのは、「ラーメン・そば・うどん」

などの麺類です。たとえばラーメンを食べるときは、たんぱく質がとれるチャーシューやたまごをトッピングしたり、野菜・海藻・きのこがとれるトッピングや副菜を注文しましょう。

また、牛丼や親子丼といった丼ものは、野菜が不足しがちなので、野菜の小鉢などのサイドメニューを追加してください。定食であっても丼ものと同様、野菜が足りていないこともあるので、お腹に余裕がある方は野菜の小鉢を1品追加するとよいでしょう。

お弁当は足りない部分を考えて補充する

お弁当もふだんの食事や外食と同じで、主食・主菜・副菜をそろえることが基本です。したがって、**購入の際には食べたいお弁当を見て主食・主菜・副菜のどれが不足しているかを考え、足りないものをプラスしていくようにします。**

それでは具体的なお弁当の特徴とおすすめの組み合わせ例を紹介します。

○とんかつ弁当

【特徴】主食のごはんと主菜の肉は足りていますが、副菜の野菜が足りません。

【組み合わせ】**副菜として**「野菜サラダや野菜の煮もの、煮びたし」などを追加しましょう。

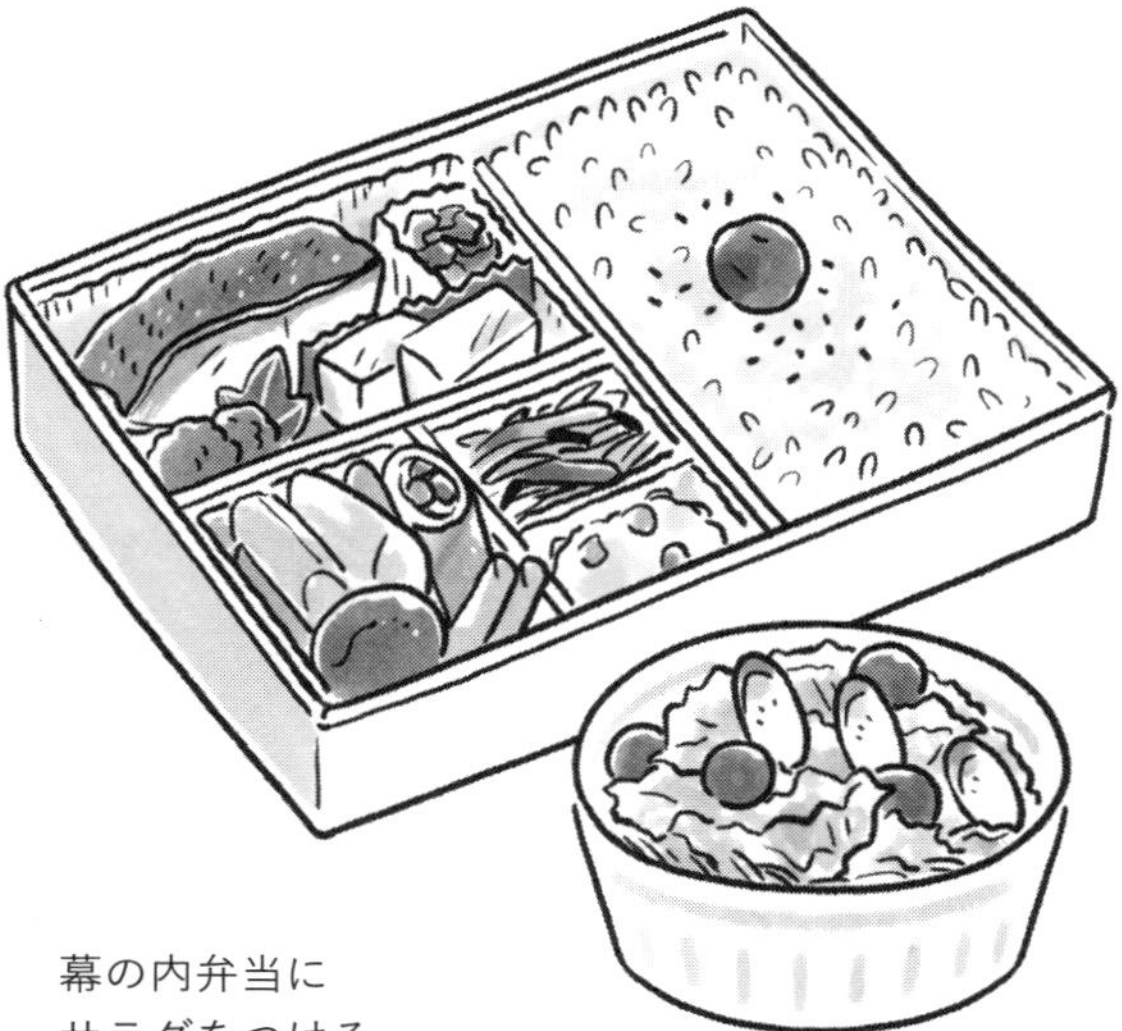

幕の内弁当に
サラダをつける

○幕の内弁当

【特徴】 主食のごはんは足りていますが、主菜の肉または魚と副菜の野菜もやや足りていません。

【組み合わせ】**主菜として**「ゆでたまご・温泉たまご・茶碗蒸し・たまご焼き・肉または魚の缶詰・サラダチキン・焼き鳥・ローストビーフ・ハム・ソーセージ・カニ風味かまぼこ・スモークサーモン・餃子・シューマイ・納豆・豆腐・揚げだし豆腐・煮大豆」などから1品を追加。**副菜として**「野菜サラダや野菜の煮もの、煮びたし」のいずれかを追加しましょう。また、**主菜と副菜が入っている**「バンバンジーサラダ・チキンサラダ・生ハムサラダ・豚しゃぶサラダ・シーフードサラダ・ツナサラダ・エビマヨサラダ・豆腐サラダ・厚揚げサラダ・枝豆サラダ」などもおすすめです。

○中華丼

【特徴】 主食のごはんと副菜の野菜は足りていますが、主菜がやや不足していることが多いと思われます。

【組み合わせ】**主菜として**「生たまご・温泉たまご・ゆでたまご・肉または魚の缶詰・餃子・シューマイ・サラダチキン・カニ風味かまぼこ、豆腐・煮大豆」から1品を追加しましょう。

○麺類

【特徴】主食の麺は足りていますが、主菜と副菜が足りていません。

【組み合わせ】**主菜として**「生たまご・温泉たまご・ゆでたまご・茶碗蒸し・たまご焼き・肉または魚の缶詰・サラダチキン・肉団子・ハンバーグ・カニ風味かまぼこ・スモークサーモン・ローストビーフ・しめサバ・ハム・ソーセージ・エビの天ぷら・とんかつ・チキン

かつ・メンチかつ・唐揚げ・春巻き・刺身・白身魚フライ・エビフライ・うなぎの蒲焼き・納豆・豆腐・煮大豆」から1品を追加。**副菜として**「野菜サラダや野菜の煮もの、煮びたし」を追加しましょう。

とくにざるそば・かけうどん・かけそばなど主菜が入っていないものを選んだときは、主菜、副菜をそろえてください。また、**主菜と副菜が入っている**「バンバンジーサラダ・チキンサラダ・生ハムサラダ・豚しゃぶサラダ・シーフードサラダ・ツナサラダ・エビマヨサラダ・豆腐サラダ・厚揚げサラダ・枝豆サラダ」などもおすすめです。

第6章

日本人にしのびよる新型栄養失調

ひとり暮らし
料理が苦手な人は
要注意

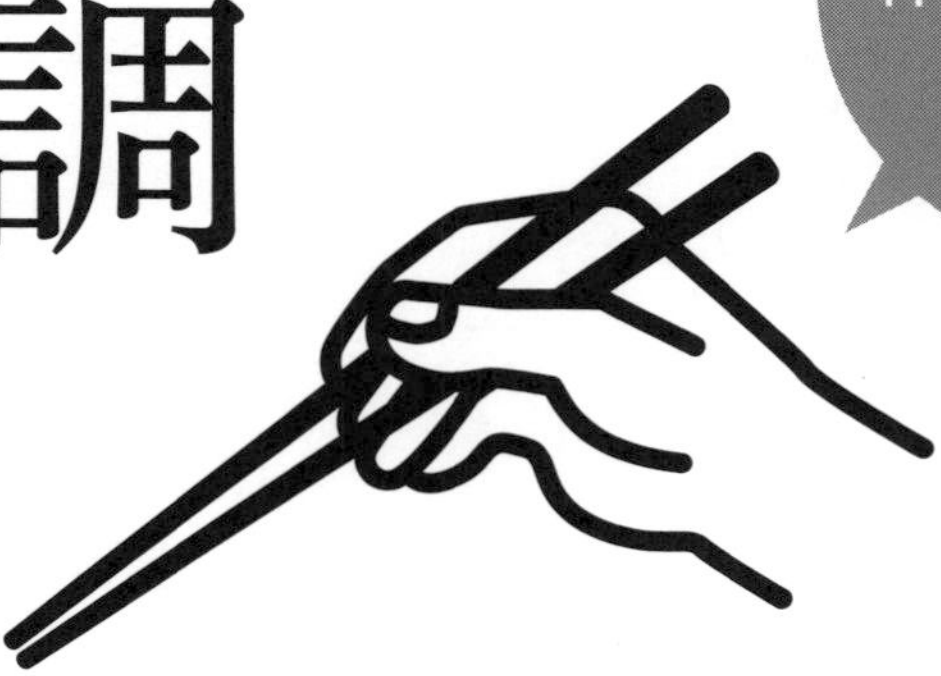

見た目はやせ気味ではないのに栄養が足りない日本人が増えている

見た目ではわからない新型栄養失調とは？

低栄養に陥っている高齢者の特徴は、食が細くてやせ気味の体型をしている点にありますが、近年、日本人の間で別のタイプの低栄養が問題になっています。**それは「新型栄養失調」と呼ばれるもので、従来の低栄養とは異なり、「エネルギーは足りているのに、体に必要な栄養素が足りていない」というところに特徴があります。**

また、新型栄養失調は普通体型の人やぽっちゃり体型の人でもみられるため、自分が栄養不足の状態であることに気づきにくく、そのため新型栄養失調は「隠れ低栄養」とも呼ばれています。

とくに、ぽっちゃり体型の人ほど「私は、栄養過多だから栄養不足のはずがない」と思い込み、新型栄養失調が心配される食事をしている自覚がない点に問題があります。

新型栄養失調のリスクを高める要因として、「1日3食とっていない」「主食・主菜・副菜をそろえた食事をしていない」「食べている食品の品目が少ない」「栄養バランスを考えていない」「規則正しい時間に食事をしていない」といったことが考えられます。とくにひとり暮らしの高齢者で、「好きな時間に菓子パンやお菓子などで食事をすませる」といった食生活を送っている方は、新型栄養失調が心配されるので食事を見直しましょう。

次に新型栄養失調が心配される人にありがちな食事の特徴をみていきましょう。

【新型栄養失調が心配される食事をしている人の特徴】

○菓子パンやお菓子を食事代わりにすることが多い。
○おにぎりや惣菜パンなどで食事をすませることが多い。
○ラーメンとライスなど炭水化物中心の食事をしている。
○カップ麺やレトルトカレーなどインスタント食品のみの食事が多い。
○揚げものばかり食べている。
○外食で麺類や丼ものなどの単品メニューを食べることが多い。

○朝食を抜くなど欠食することが多い（1日1食あるいは2食と決めている）。
○エネルギー（カロリー）以外、ほかの栄養素はあまり意識していない。
○野菜など植物性食品中心の食事をしている。
○動物性食品が多く、野菜や果物をあまり食べない。
○食事よりも健康食品（サプリメント）を優先している。
○食事はワンパターンが多く、食べるものが大体決まっている。

ここから、右にあげた特徴の中でいくつかの実例とその問題点を紹介します。

「菓子パンやお菓子を食事代わりにすることが多い」「カップ麺やレトルトカレーなどインスタント食品のみの食事が多い」といった方は、1日中だらだらお菓子を食べているため食事の時間にお腹がすかず食事を抜く、午前中にお菓子を食べるので昼にお腹がすかず、15時頃に小腹がすきカップ麺を食べる、食事を作るのが面倒で菓子パンやレトルトカレーですませるなどが見受けられました。

お菓子やインスタント食品の多くは糖質と脂質が多いため、エネルギーはとれるのですが、たんぱく質やビタミン、ミネラルが少ないものも多いため、体に必要な栄養素の補給が難しい食事になります。

そのほか「食事はワンパターンが多く、食べるものが大体決まっている」「動物性食品が多く、野菜や果物をあまり食べない」「野菜など植物性食品中心の食事をしている」といった方は、肉や魚をあまり食べず大豆製品ばかり食べていたり、その逆のパターンであったり、食品選びに偏りがみられ、品目数も少ない傾向にありました。

1つの食品で体に必要なすべての栄養素を十分満たせるものはありません。何種類もの食品を組み合わせることで栄養バランスは整うのです。

たとえば、動物性食品にはたんぱく質、アラキドン酸、EPA、DHA、ビタミンAやビタミンB12などのビタミンB群、ビタミンD、カルシウム、鉄、亜鉛などが多く含まれていますが、ビタミンCや食物繊維はほとんど含まれていません。

一方、植物性食品にはビタミンC、ビタミンE、ビタミンK、カリウム、マグネシウム、食物繊維、オリゴ糖、カロテノイド、ポリフェノールなどが多く含まれていますが、ビタミンDやビタミンB12はごく一部の限られた食品にしか含まれていません。それぞれの食品には、含まれている栄養素に特徴があります。ですから、食品の選び方に偏りがあったり同じものを食べ続けてしまうと、エネルギーは足りているにもかかわらず必要な栄養素が足りない状態となり、新型栄養失調のリスクが高まるのです。

糖質や脂質のとりすぎと朝食抜き

ここで、私が過去に栄養指導を行った2名の方の3日間の食事を紹介します。どちらの方もBMI25以上、体脂肪率30％以上で新型栄養失調が心配される食事をしていました。それではふたりの食事のどこに問題があるかを見ていきましょう（食事の評価は、厚生労働省の「日本人の食事摂取基準」をもとに行っています）。

【ケース1】Aさん（女性）

Aさんの食事を栄養価計算してみると、3日間とも摂取エネルギーが適正エネルギーを超えていました。さまざまな食品を食べているので、一見バランスのよい食事に思われますが、栄養素の過不足がみられました。エネルギーがオーバーしている理由として菓子パン、麻婆なす、酢豚、とんかつなどエネルギーが多い料理や食品の摂取頻度が高いこと。野菜料理を食べるときに利用するマヨネーズや

【ケース1】 Aさん(女性)

1日目

朝食 チョコパン、プレーンヨーグルト、
インスタントコーヒー(ダイエット甘味料を入れる)

昼食 オートミールおじや、フリーズドライ味噌汁(たまご)、
サラダ(サニーレタス、きゅうり、じゃがいも、
ハム、マヨネーズ10g)、冷奴(小鉢)

夕食 コーンごはん、麻婆なす(なす、ひき肉、ちくわ、ピーマン)、
野菜サラダ(サニーレタス、きゅうり、マヨネーズ15g)、
にんじんシリシリ(にんじん、たまご、胡麻ドレッシング15g)

2日目

朝食 あんドーナッツ、プレーンヨーグルト、
インスタントコーヒー(ダイエット甘味料を入れる)

昼食 (外食) 三色丼(たまご、鶏ひき肉、青菜)、
じゃがいもの含め煮、きゅうりの和えもの、味噌汁(たまねぎ)

夕食 混ぜごはん(レトルト具を使用)、
酢豚(豚唐揚げ、たまねぎ、ピーマン)、
サラダ(サニーレタス、きゅうり、胡麻ドレッシング30g)、
味噌汁(マイタケ)

3日目

朝食 ぶどうパン、プレーンヨーグルト、
インスタントコーヒー(ダイエット甘味料を入れる)

昼食 オートミール、フリーズドライ味噌汁(たまご)、
野菜サラダ(サニーレタス、きゅうり、マヨネーズ10g、
ドレッシング12g)、冷奴(小鉢)

夕食 ごはん、とんかつ(キャベツ、サニーレタス、きゅうり)、納豆、
もずく、ポテトサラダ(じゃがいも、きゅうり、ハム、マヨネーズ15g)、
煮もの(干ししいたけ、こんにゃく)、味噌汁(マイタケ)

ドレッシングの量が多いことが考えられます。

また、1食あたりのたんぱく質摂取の目安量20gを満たさない食事が多くみられることから、たんぱく質が足りていない傾向もありました。その原因は主菜にあたるたんぱく質食品が朝食にないこと、昼食(自宅)も冷奴(小鉢)とフリーズドライスープ(たまご)で、たんぱく質食品が少ないことが考えられます。

朝食がワンパターンであることも気になりました。理由を聞いてみると、朝は時間がないので、手間をかけずに食べられる菓子パン、ヨーグルト、コーヒーというスタイルを長年続けているということでした。

くわえて、ビタミンDの摂取量も少ない傾向がみられました。ビタミンDは筋肉の合成や骨の健康維持に欠かせない栄養素です。この原因はビタミンDの主な供給源である魚の摂取が3日間ともないことが考えられます。ご本人に確認すると、魚は生臭いので滅多に食べないということでした。

【ケース2】Bさん(女性)

Bさんの食事を栄養価計算してみると、3日間とも摂取エネルギーが適正エネ

【ケース2】 Bさん(女性)

1日目

朝食 なし
昼食 (外食) うなぎ定食(うなぎの蒲焼き、ごはん100g、漬けもの、お吸いもの)、サラダ(かぼちゃ、レンコン、いんげん、しそドレッシング)
間食 14時にカステラ巻き、17時にトマトジュース
夕食 温野菜(ブロッコリー、にんじん、キャベツ、和風ドレッシング小さじ1)、酢豚(豚唐揚げ、たまねぎ、ピーマン、にんじん)、ビール、今川焼

2日目

朝食 なし
昼食 豚肉のソテー、サラダ(レタス、トマト、和風ドレッシング小さじ1)、ごはん100g
間食 13時にチーズ、15時にビスケット、18時にポテトチップス
夕食 ハンバーグ(豚ひき肉)、サラダ(レタス、トマト、きゅうり、和風ドレッシング小さじ1)、トウモロコシ、アイスクリーム

3日目

朝食 なし
昼食 ゴーヤーの黄金焼き(ゴーヤー、たまご1個、チョリソー)、納豆オムレツ(納豆、たまご2個、ケチャップ)、麦入りごはん100g
間食 13時30分にチーズケーキ、16時にヨーグルト
夕食 豚しゃぶ(豚もも肉スライス150g、エノキ、豆苗、ネギ、水菜)、アイスクリーム

ルギーを超えていました。1日2食で間食が多く、お菓子でエネルギーを増やしていました。いちばんの問題は朝食抜きが習慣化していたことです。理由を聞いたところ、「朝はお腹がすいていないこともあるが、朝食を抜いたぶんのカロリーを、間食のお菓子にあてたい」と話していました。

お菓子を食べるために朝食を抜き、ごはんを食べない(少なめにする)ことでエネルギー(カロリー)を調整するといった、エネルギーを重視した食事が習慣になっていました。朝食の欠食は、「体温が上がりにくくなるため消費エネルギーが増えないこと」「昼食を食べすぎてしまうこと」「昼食後の血糖値が急上昇するなど血糖値のコントロールが難しくなること」などの理由で太りやすくなります。

また、朝食でたんぱく質食品をとっていないため、1食あたりのたんぱく質摂取の目安量20gを満たしていませんでした。筋肉合成を効率よく行うには毎食適量のたんぱく質摂取が必要です。魚も週に1回程度なので、骨や筋肉の働きに必要なビタミンDも足りない傾向にありました。

ほかにもカルシウム、ビタミンC、食物繊維が少ない傾向がみられました。その理由は果物や牛乳をとる習慣がないことや、夕食以外に野菜の摂取が少なめであることなどが考えられます。カルシウムは骨形成に、ビタミンCはコラーゲン生成に、食物繊維は腸内環境を整える働きがあります。

繰り返しますが、新型栄養失調の怖いところは、新型栄養失調が心配される食事をしていることに本人が気づいていない点にあります。そして、その状態を知らずに放っておくと、第1章で紹介した生活機能に支障をきたすサルコペニア、そしてフレイルへと進んでしまう可能性があるのです。

栄養バランスのとれた食事で新型栄養失調を予防する

食事の量を減らしても体脂肪は減らない

新型栄養失調は誰にでも起きる可能性があり、予防として栄養バランスを整えた、規則正しい食事を心がけることがポイントとなります。そのためには繰り返し述べてきた、**「朝昼夕の3食をしっかりとること」「主食・主菜・副菜のそろった食事をとること」と、「かきくけこ・やまにさち」®の10品目を1日の中で食べること」「毎食、たんぱく質を20g以上とること」を実践することです。**

さらに、肥満の人は体脂肪を減らすことが大切になります。その理由は体脂肪が高血圧症や糖尿病など生活習慣病の一因になっているからです。

体脂肪には、内臓のまわりにつく内臓脂肪と皮膚の下につく皮下脂肪がありますが、内臓脂肪は悪玉アディポサイトカインと呼ばれる生理活性物質を分泌しています。この悪玉アディポサイトカインが血圧を上昇させたり、血糖値を下げる働きを持つインスリンの効きを悪くするなど、高血圧症や糖尿病などの生活習慣病を引き起こす要因になっているのです。

食事の量を減らせば体重は減ります。しかし、そのとき減っているのは体脂肪であることは少なく、ほとんどが水分や筋肉です。

ですから、とくに前期高齢者(65歳以上75歳未満)の方で体脂肪率が高く減量をすすめられている人は、食事を改善するだけではなく、運動も取り入れて、体脂肪を減らすことを考えてほしいと思います（ただし、持病のある方は医師に相談のうえ運動を行ってください)。

体脂肪を減らすには有酸素運動がおすすめです。決して激しい運動を行う必要はありません。

ラジオ体操や散歩程度の運動で十分です。くわえて、軽い筋トレを行えば、筋肉量の低下を防げるとともにサルコペニアの予防にもなるといった一石二鳥の効果が期待できます。最近のフィットネスジムは、高齢者対象のプログラムも充実しているので利用するのもおすすめです。

また、運動をするときに、注意していただきたいのは、朝食の前など空腹時は避けること、運動後2時間以内に食事をとることです。とくに肉や魚のおかずをしっかり食べて、筋肉の材料となるたんぱく質を補給することを心がけましょう。

肥満があり新型栄養失調が心配な食生活を送っている方は、運動をして減量につとめ、正しい食生活を実践すれば、栄養素不足が改善されるとともにサルコペニア、そしてフレイルも予防できるので、元気で長生きできる体を保つことができるはずです。

【おわりに】

「かきくけこ、やまにさち」®でしっかり栄養をとる

「ひとり暮らしになり料理を作るのがおっくう」

「料理は面倒だからカップ麺ですまそう」

「歯を失いうまく噛めないので菓子パンにしよう」

「栄養バランスのとれた食事が必要なのはわかるけど、ひとりになり具体的にどうしたらよいのかわかない」

などから、粗食・偏食になってしまう方がいます。

そんな方でもしっかり栄養がとれるように、「かきくけこ、やまにさち」®食事法を紹介し、さらに簡単にできて、調理意欲もわく方法を本書で考案しました。

「か（海藻）、き（きのこ）、く（果物）、け（鶏卵）、こ（穀類・芋類）、や（野菜）、ま（豆・大豆類）、に（肉）、さ（魚〈魚介〉）、ち（チーズなど乳製品・牛乳）」の10品目を基本にして、朝昼夕の食事に主食、主菜、副菜をそろえることで栄養バランスが整いますので、今日から「かきくけこ、やまにさち」®食事法を食生活に取り入れてください。

とくに高齢の方は、たんぱく質が豊富に含まれている「け（鶏卵）」「ま（豆・大豆類）」「に（肉）」「さ（魚〈魚介〉）」「ち（チーズなど乳製品・牛乳）」を優先して食事に取り入れてほしいと思います。

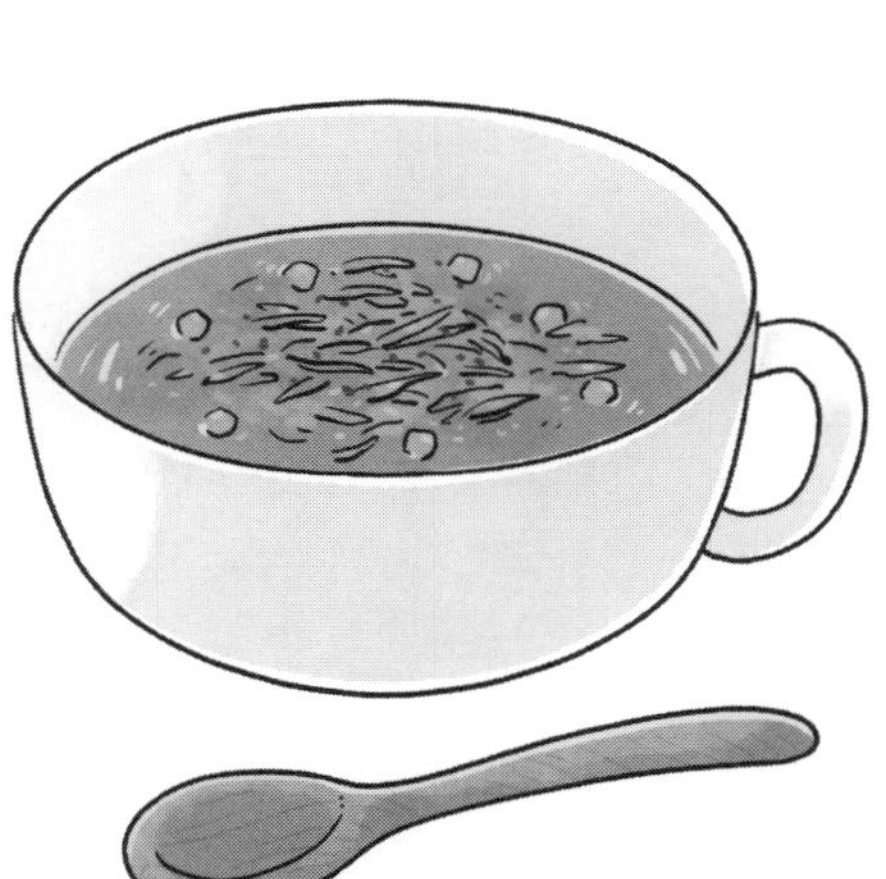

そのとき、お惣菜、缶詰、冷凍食品、レトルト食品なども上手に活用すれば、たんぱく質がよりとりやすくなります。

もう1つ、毎日、朝食前や就寝前(空腹時)など決まった時間に体重をはかりましょう。なぜなら自分の食事内容が適切であるか否かは、ある程度体重の変化でわかるからです。

人間の体は自分が食べたものでできています。

ですから、食べものや栄養が健康維持に果たす役割は大きいのです。

健康寿命をのばすには、食事をいかにコントロールするかにかかっています。

そのカギを握っているのが、たんぱく質を優先した食事です。

この本を読んでくださった皆さまが、健康で快適な毎日を過ごし、より豊かな人生を送られることを願っております。

森 由香子

参考文献

●厚生労働省「令和3年簡易生命表の概況」
●老年医学会雑誌第50巻6号　日本の百寿者のライフスタイル(平成5年の百寿者の悉皆調査)
●How Long Would You Like to Live? A 25-year
Prospective Observation of the Association Between Desired Longevity and Mortality;
Yuta Yokokawa,et.al;Journal of epidemiology. 2022 May 07; doi: 10.2188/jea.JE20210493.
●「栄養バランスに配慮した食生活にはどんないいことがあるの?」農林水産省
●「超高齢化社会を見据えて、高齢者がよりより生きるための日本人の食事を考える」
(独)国立健康・栄養研教授　栄養教育研究部　髙田和子
●「令和4年版高齢社会白書」内閣府
●「健康長寿教室テキスト第2版」国立研究開発法人　国立長寿医療センター
●厚生労働省 e-ヘルスネット「腸内細菌と健康」
●Dietary protein distribution positively influences 24-h muscle protein synthesis in healthy adults;
Mamerow MM et al., J. Nutr., 144: 876-880, 2014
●「朝食の欠食と脳卒中との関連について」多目的コホート研究　国立研究開発法人
国立がん研究センター　がん対策研究所 予防関連プロジェクト
●厚生労働省「日本人の食事摂取基準」策定検討会報告書　日本人の食事摂取基準(2020 年版)
●厚生労働省「「食べて元気にフレイル予防」
●厚生労働省 e-ヘルスネット「8020運動とは」
●厚生労働省「平成28年歯科疾患実態調査結果の概要」
●東京都福祉保健局　東京都介護予防・フレイル予防ポータル　予防のポイント+1「お口の健康(口腔)」
●公益財団法人長寿科学振興財団　健康長寿ネット「高齢期の栄養と口腔機能の関わり」
●日本歯科医師会 国民向け啓発リーフレット「オーラルフレイル」
●Oral frailty as a risk factor for physical frailty and mortality in community-dwelling elderly.;
Tanaka T, et al.;J Gerontol A Biol Sci Med Sci 2018; 73(12): 1661-1667.
https://www.researchgate.net/publication/321139813
●「健康長寿新ガイドラインエビデンスブック」東京都健康長寿医療センター研究所、健康長寿新ガイドライン策定委員会
●地域高齢者等の健康支援を水天する配食事業の栄養管理の在り方検討会 報告書
●「嚥下障害とサルコペニアの最新知見」岡崎達馬、出江紳一
The Japanese Journal of Rehabilitation Medicine　2021 58巻1号 p19-23
●第4回　プレスセミナー「在宅高齢者の嚥下、栄養、摂食を知る」「咀嚼機能が支える高齢長寿社会」
菊谷武(日本歯科大学 口腔リハビリテーション多摩クリニック　院長)
●早わかりインデックス　きほんの食品成分表　主婦の友社
●日本食品成分表2023　八訂　医歯薬出版編
●栄養食事療法必携　第4版　中村丁次編著　医歯薬出版株式会社
●ダイジェスト版　骨粗鬆症の予防と治療　ガイドライン2015年版
骨粗鬆症の予防と治療ガイドライン作成委員会(日本骨粗鬆学会/日本骨代謝学会/骨粗鬆症財団)
●臨床栄養　臨時増刊　高齢者の栄養管理パーフェクトガイド　医歯薬出版株式会社
●臨床栄養　特集　サルコペニア・フレイルUPDATE　医歯薬出版株式会社
●臨床栄養　特集　骨粗鬆症Up to Date 医歯薬出版株式会社
●サルコペニア診療実践ガイド　編集　サルコペニア診療実践ガイド作成委員会　発行
●日本サルコペニア・フレイル学会　制作・販売　ライフサイエンス出版
●サルコペニア・フレイル指導士テキスト　日本サルコペニア・フレイル学会編　株式会社新興医学出版社
●サルコペニア診療ガイドライン2017年版一部改定　編集　サルコペニア診療ガイドライン作成委員会
発行　日本サルコペニア・フレイル学会　国立長寿医療研究センター
●新版　栄養・運動で予防するサルコペニア　医歯薬出版株式会社
●高齢者を低栄養にしない20のアプローチ　事例でわかる基本と疾患別の対応ポイント
吉田貞夫編著　MCメディカ出版

100年
長生き食

料理が苦手でも、ひとり暮らしでもできる!

2023年7月11日　第1刷発行

著者　森 由香子
発行人　土屋 徹
編集人　滝口勝弘
編集担当　酒井靖宏
発行所　株式会社Gakken
〒141-8416
東京都品川区西五反田2-11-8
印刷所　共同印刷株式会社

編集・構成　山本道生(地人館)、楠田圭子
ブックデザイン　矢部夕紀子(ROOST)
カバーイラスト　矢部夕紀子(ROOST)
本文イラスト　フクイサチヨ
校閲　山本尚幸(こはん商会)
本文DTP　佐藤修久(地人館)

学研グループの書籍・雑誌についての新刊情報・詳細情報は、下記をご覧ください。
学研出版サイト https://hon.gakken.jp/

この本に関する各種お問い合わせ先

本の内容については、下記サイトのお問い合わせフォームよりお願いします。
https://www.corp-gakken.co.jp/contact/

在庫については　Tel 03-6431-1250(販売部)
不良品(落丁、乱丁)については　Tel 0570-000577 学研業務センター 〒354-0045 埼玉県入間郡三芳町上富279-1
上記以外のお問い合わせは　Tel 0570-056-710(学研グループ総合案内)

森《もり》 由香子《ゆかこ》

管理栄養士
日本抗加齢医学会指導士

東京農業大学農学部栄養学科卒業、大妻女子大学大学院(人間文化研究科人間生活科学専攻)修士課程修了。
管理栄養士として、医療機関をはじめ幅広い分野で活動中。東京都内のクリニックで入院・外来患者の食事相談や栄養指導、ダイエット指導、食事記録の栄養分析、病院食メニュー開発、料理本制作などの経験を持つ。日本抗加齢医学会指導士の立場から、食事からのアンチエイジングを提唱し「かきくけこ、やまにさち」®食事法の普及につとめている。「60歳から食事を変えなさい」「免疫力は食事が9割」「老けない人は何を食べているのか」(以上、青春出版社)など著書多数。